Prokrastination – Extremes Aufschieben

Fortschritte der Psychotherapie
Band 84

Prokrastination – Extremes Aufschieben

Dr. Anna Höcker, Dipl.-Psych. Margarita Engberding, Prof. Dr. Fred Rist

Anna Höcker
Margarita Engberding
Fred Rist

Prokrastination – Extremes Aufschieben

hogrefe

Dr. Anna Höcker, geb. 1981. 2006–2016 Projektleitung Spezialambulanz für Arbeitsstörungen/Prokrastinationsambulanz der Universität Münster. 2009 Approbation als Psychologische Psychotherapeutin (VT). 2010 Promotion. 2010–2015 Leitende Psychologin der Hochschulambulanz der Universität Bielefeld/des Bielefelder Instituts für Psychologische Psychotherapieausbildung (BIPP), 2015–2017 Leitung der Ausbildungsambulanz des BIPP. Seit 2007 Dozentin für Psychologie an verschiedenen Universitäten und Ausbildungsinstituten, seit 2010 Supervisorin. Zertifizierter Coach und Business Coach. Seit 2017 in eigener Praxis für Coaching, Psychotherapie und Supervision in Düsseldorf tätig.

Dipl.-Psych. Margarita Engberding, geb. 1947. 1993–2012 Geschäftsführende Leiterin der Psychotherapie-Ambulanz am Fachbereich Psychologie der Universität Münster. Seit 1999 als Dozentin und Supervisorin am Institut für Psychologische Psychotherapie-Ausbildung (IPP-Münster) und anderen Ausbildungsinstituten tätig.

Prof. Dr. Fred Rist, geb. 1947. 1996–2013 Inhaber des Lehrstuhls für Klinische Psychologie und Psychotherapie am Fachbereich Psychologie der Universität Münster. Seit 2013 Senior-Professor der Universität Münster.

Bibliografische Information der Deutschen Nationalbibliothek
Die Deutsche Nationalbibliothek verzeichnet diese Publikation in der Deutschen Nationalbibliografie; detaillierte bibliografische Daten sind im Internet über http://dnb.dnb.de abrufbar.

Hogrefe Verlag GmbH & Co. KG
Merkelstraße 3
37085 Göttingen
Deutschland
Tel. +49 551 999 50 0
Fax +49 551 999 50 111
info@hogrefe.de
www.hogrefe.de

Satz: Sabine Rosenfeldt, Hogrefe Verlag GmbH & Co. KG, Göttingen
Druck: mediaprint solutions GmbH, Paderborn
Printed in Germany
Auf säurefreiem Papier gedruckt

1. Auflage 2022

(E-Book-ISBN [PDF] 978-3-8409-3081-2; E-Book-ISBN [EPUB] 978-3-8444-3081-3)
ISBN 978-3-8017-3081-9
https://doi.org/10.1026/03081-000

Inhaltsverzeichnis

Karten

Vorwort

Chronisch-exzessives Aufschieben (= Prokrastination) ist ein verbreitetes Problem der Selbststeuerung. Es hat gravierende Folgen sowohl für die Leistungs- und Arbeitsfähigkeit als auch für die allgemeine Lebensführung und das psychische Wohlbefinden. Prokrastination kann Ursache psychischer Symptome und Störungen sein, als Symptom im Rahmen psychischer Störungen auftreten oder auch für sich eine klinisch relevante Symptomatik darstellen.

Eine Besonderheit dieses Bandes besteht darin, dass Prokrastination derzeit keine Diagnose im Sinne der gängigen Klassifikationssysteme psychischer Störungen ICD oder DSM ist. Wenn die Indikation für Psychotherapie nur auf Störungen entsprechend dieser Kriterien begrenzt wird, stellt Prokrastination allein keine Indikation für eine Psychotherapie dar. Prokrastination führt aber als Symptomatik innerhalb psychischer Störungen vielfach zu erheblichem Leiden und zu Beeinträchtigungen und stellt oft auch für sich genommen ein ernstzunehmendes Beratungsanliegen dar. Deshalb haben wir einen Vorschlag zu diagnostischen Forschungskriterien entwickelt und nach empirischer Prüfung an großen Stichproben mehrfach optimiert.

Hintergrund dieser Bemühungen ist unsere langjährige gemeinsame Arbeit an der Psychotherapie-Ambulanz der Universität Münster. Hier meldeten sich häufig Betroffene aufgrund extremer chronischer Prokrastination mit starken psychischen Beeinträchtigungen, die nicht immer die Kriterien für zusätzliche Störungsdiagnosen erfüllten. Nachdem unsere ersten wissenschaftlichen Studien erhebliche Nachfrage und großen Handlungsbedarf zeigten, eröffneten wir 2006 eine Spezialambulanz für Arbeitsstörungen und Prokrastination („Prokrastinationsambulanz“), in der wir uns seitdem der Entwicklung und Evaluation spezifischer Interventionsmodule für Therapie, Training und Coaching bzw. Beratung bei Prokrastination widmen.

Das vorliegende Buch bietet zunächst eine Beschreibung und Definition von Prokrastination, Vorschläge zur Diagnostik und eine Darstellung psychologischer Befunde und Erklärungsmodelle. Es folgt eine praxisorientierte Anleitung für den Einsatz wissenschaftlich fundierter, zeitökonomischer Interventionen gegen extremes Aufschieben. Diese wurden an der Prokrastinationsambulanz entwickelt, erprobt und systematisch evaluiert. Sie können – je nach individueller Problemlage und zeitlichen Rahmenbedingungen – unterschiedlich kombiniert werden und eignen sich auch dazu als Einzelkomponenten in bestehende, breiter angelegte Therapie- oder Beratungsprozesse integriert zu werden.

Ausführlichere Beschreibungen diagnostischer und therapeutischer Vorgehensweisen, weitere Materialien und Sitzungsleitfäden für die Einzelberatung und Gruppentrainings finden Interessierte in unserem Manual „Prokrastination" (Höcker, Engberding & Rist, 2017). Für Klienten und Angehörige empfehlen wir zur selbstständigen Vertiefung und Festigung der gemeinsam in der Behandlung/im Coaching erarbeiteten Inhalte ergänzend unseren Ratgeber „Heute fange ich wirklich an! Prokrastination und Aufschieben überwinden" (Höcker, Engberding & Rist, 2021). Der Ratgeber enthält ebenfalls unsere hier vorgestellten Methoden in Form eines strukturierten Selbsthilfeprogramms.

Das im vorliegenden Band beschriebene Vorgehen kann mit den beigefügten Arbeitsmaterialien direkt und unkompliziert in die Praxis umgesetzt werden. Es hat sich nachweisbar in der praktischen Arbeit bewährt; viele Menschen haben damit schon erfolgreich ihr Aufschiebeproblem überwunden und neue entlastende und produktive Gewohnheiten für sich geschaffen. Wir danken ihnen allen für ihr positives und konstruktives Feedback und für alles, was wir von ihnen über Prokrastination lernen durften.

Zum Schluss dieses Vorwortes danken wir den Kolleginnen und Kollegen, die bei der Entwicklung und Evaluation unserer Interventionsmethoden und unseren Forschungsprojekten in der Prokrastinationsambulanz geholfen und/oder uns dabei begleitet haben, vor allem:

- Unseren Diplomandinnen Julia Beißner, Sarah Nieroba, Nicole Samberg und Maike Wildt, die gemeinsam mit uns die Gruppentrainingsvariante der Trainingsbausteine „Pünktlich Beginnen und Realistisch Planen" und „Arbeitszeitrestriktion" entwickelt und im Rahmen ihrer Diplomarbeiten erstmals durchgeführt haben.
- Unseren früheren Mitarbeiterinnen und Mitarbeitern in der Prokrastinationsambulanz: Eva Frings, Lena Reinken (geb. Beck), Karoline Krumm, Katrin Hönen, Julia Haferkamp (geb. Beumler) und Stephan Förster, sowie den beteiligten Hilfskräften und Praktikanten.
- Unseren Diplomanden und Diplomandinnen, Master- und Bachelorstudierenden, die für ihre Abschlussarbeiten Fragestellungen aus unserer Forschungsgruppe übernommen und mit uns gemeinsam bearbeitet haben: Julia Patzelt, Inga Opitz, Björn Deters, Dina Menke, Birthe Jaensch, Karoline Krumm, Dorothee Brückner, Meike Braukmann, Lena Reinken (geb. Beck), Anita Bandalo, Eva Frings, Sarah Rossa, Sonja Westermann, Dorothee Müller, Sophie Bischoff, Ruth Haferkamp, Andrea Daemen, Marijke Hullegie, Anna Engberding, Milena Mentgen, Carolin Thielsch (geb. Spieker), Inez Frank, Laura Engelke, Michaela Lues, Johanna Schulte, Cornelia Scheuerle, Nicole Paßlick, Johanne Wolf, Hannah Wittmann, Carola Schmidt, Christian Wolff, Melanie Lindenberger, Nele Hannig und Verena Jurilj.
- Frau Prof. Dr. Marianne Ravenstein, Prorektorin für Lehre im Rektorat der Westfälischen Wilhelms-Universität, dafür, dass sie die Arbeit unserer Prokrastinationsambulanz schon früh gewürdigt und unterstützt hat.

- Der Psychotherapie-Ambulanz des Fachbereichs Psychologie und Sportwissenschaften der Westfälischen Wilhelms-Universität Münster, dem An-Institut für Psychologische Psychotherapieausbildung (IPP), der Christoph-Dornier-Stiftung (CDS) Münster und der Universitätsgesellschaft Münster e.V. für die Unterstützung unserer Forschungsarbeiten.

Düsseldorf und Münster, Herbst 2021

Anna Höcker,
Margarita Engberding und
Fred Rist

1 Beschreibung und Definition

Immer häufiger werden Psychotherapeuten[1] und professionelle Berater mit dem Anliegen „Prokrastination" (chronisch-exzessives Aufschieben) oder mit psychischen Belastungen infolge starken Aufschiebens konfrontiert. Sowohl das Interesse in den öffentlichen und sozialen Medien als auch das fachpsychologische Forschungsinteresse an dieser Problematik hat seit Beginn des Jahrhunderts einen wahren Boom erlebt. Etymologisch leitet sich der Begriff „Prokrastination" von dem lateinischen Verb „procrastinare" ab und bedeutet „etwas vertagen, auf morgen (= crastinum) verschieben".

Fallbeispiel: Frau S.

Frau S. (40 Jahre), Arbeitsgruppenleiterin in der Marketingabteilung eines großen Pharma-Unternehmens, verheiratet und Mutter eines dreijährigen Sohns, berichtet, sie leide seit ihrer Beförderung vor einem halben Jahr unter großem Stress, zunehmenden beruflichen Sorgen und Unzulänglichkeitsgefühlen. Hauptgrund dafür sei, dass sie mit ihrem anspruchsvollen Projekt zur Neu-Konzeption der Marketingstrategie inzwischen in totalen Rückstand geraten sei. Die Arbeit daran schiebe sie seit Monaten vor sich her, obwohl dies ihre Kernaufgabe sei und sie sich mit höchster Priorität intensiv darauf konzentrieren müsste, da sie an den Ergebnissen „gemessen werde". Stattdessen verwende sie unnötig viel Zeit auf kleinere, kurzfristige und manchmal auch dringliche Aufgaben, die sie aber genauso gut delegieren könnte. Die Frist für die Präsentation ihrer Projektergebnisse sei bereits in zwei Monaten; immer wieder werde sie schon nach den ersten Entwürfen gefragt. Sie empfinde starken Stress aufgrund des Aufschiebens, sei angespannt und unkonzentriert und „fahre schon mit Bauchschmerzen zur Arbeit". Gleichzeitig schaffe sie es nicht, sich endlich dran zu setzen. Täglich mache sie trotz ihrer familiären Situation ca. ein bis zwei Überstunden; abends sei sie dann völlig erschöpft und „gar nicht richtig da", wenn sie zu Hause sei.

Auf Frau S. werden wir im Verlauf des Buches noch häufiger Bezug nehmen (vgl. auch S. 24f., 50, 85f.).

1 Zugunsten einer besseren Lesbarkeit verwenden wir im Text in der Regel das generische Maskulinum. Diese Formulierungen umfassen gleichermaßen alle Geschlechter (m/w/d). Die verkürzte Sprachform beinhaltet keine Wertung. Wenn möglich, wurde eine geschlechtsneutrale Formulierung gewählt.

Fallbeispiel: Herr F.

Herr F. (31 Jahre), Jurastudent im 19. Semester, berichtet, dass er seit über einem Jahr jegliche Prüfungsvorbereitung zum ersten Staatsexamen aufschiebe und sich mit dem Stoff gar nicht mehr beschäftige, obwohl er sich das täglich vornehme. Er könne sich nicht vorstellen, wie er jemals die Prüfung schaffen solle. Angesichts seiner Zukunft fühle er sich oft traurig und mutlos. Er habe deutlich länger für sein Studium gebraucht, weil er sich seinen Lebensunterhalt immer nebenher habe verdienen müssen. Die erforderlichen Prüfungen im Studium habe er noch recht gut absolviert. Aber in der Repetitoriumszeit habe er es immer wieder aufgeschoben, sich an die Prüfungsvorbereitung und Probeklausuren zu setzen. Er könne sich einfach nicht dazu überwinden und ärgere sich immer wieder über sich. Wegen seines Alters brauche er besonders gute Examensnoten, um überhaupt noch eine Stelle zu finden. Die früheren Prüfungsvorbereitungen hätten ihn entmutigt, deshalb habe er immer mehr Zusatzverpflichtungen in seinem Nebenjob übernommen, verbringe daneben viel Zeit in sozialen Medien und sehe ausgiebig Serien. Seit einigen Monaten habe er sich zunehmend zurückgezogen und sei oft deprimiert und verzweifelt. Er schlafe schlecht und wache mit Gedanken an seine verfahrene Situation wiederholt auf. Seine frühere Kommilitonen-Gruppe sei längst fertig; er fühle sich als „übrig gebliebener Versager". Herr F. möchte lernen, das Aufschieben und die Ersatztätigkeiten abzubauen, die Prüfungsvorbereitung wieder aufzunehmen und seine Aufgaben selbstbewusst in Angriff zu nehmen.

Fallbeispiel: Herr A.

Herr A. (54 Jahre) betreibt selbstständig mit zwei Angestellten eine Tischlerei, die hauptsächlich Aufträge zur Inneneinrichtung bekommt. Er mache sich große Sorgen um die Zukunft seines Betriebs, da ihm die Arbeit im Büro immer mehr über den Kopf wachse. Seit langer Zeit neige er zum Aufschieben, besonders bei der endgültigen Fertigstellung von Projekten, wenn noch kleine Nachbesserungen anstünden, sowie bei der Rechnungsstellung und Buchführung. Er reserviere sich zwar die nötige Zeit, verbringe diese aber dann mit lauter unwichtigen Nebentätigkeiten wie Blumengießen, Zeitunglesen, Schubladen aufräumen und Telefonieren. Beispielsweise schaffe er es nicht – oft bedingt durch das Verschieben von kleinen noch anstehenden Abschlussmaßnahmen bei einem Auftrag – in einem angemessenen Zeitraum Rechnungen an Kunden zu stellen und auch eigene Rechnungen zu bezahlen. Auch die Zusammenstellung der notwendigen Unterlagen für den Steuerberater schiebe er viel zu lange vor sich her. Hierdurch seien bereits erhebliche finanzielle Verluste entstanden, sodass er schon mehrfach mit den Gehältern in Verzug geraten sei. Seine Angestellten drohten ihm inzwischen mit Kündigung. Außerdem habe es viel Ärger bei Geschäftskunden gegeben und sein Ruf innerhalb der Branche sei mittlerweile stark beschädigt. Bei Herrn A. wurde vor kurzem stressbedingter Bluthochdruck diagnostiziert. Er leide unter Magenschmerzen und Schlafstörungen, da es ihm kaum noch gelinge, seine Gedanken an die Firma abzuschalten.

1.1 „Normales" Aufschieben und Prokrastination

Viele Menschen schieben unangenehme Tätigkeiten auf, anstatt sie rechtzeitig und zügig zu erledigen. Je nach Lebens- und Arbeitssituation können solche unliebsamen Aufgaben sehr unterschiedlich sein. Aufschieben betrifft oft wichtige langfristige Arbeiten, wie die Arbeit an größeren Arbeitsprojekten, aber auch die Inangriffnahme heikler Gespräche oder privater, unangenehmer Aufgaben. Typische Beispiele sind etwa die Erstellung von Präsentationen, Projektberichten oder Gutachten, die Vorbereitung von Meetings, Referaten oder einer Rede, das Lernen für Prüfungen, das Schreiben wissenschaftlicher Arbeiten, längst fällige Steuererklärungen, unbezahlte Rechnungen oder das Fällen wichtiger Entscheidungen.

Was wird aufgeschoben?

Gerade komplexe und umfangreiche Aufgaben, die sich über einen längeren Zeitraum erstrecken, stellen große Anforderungen an die Selbststeuerungsfähigkeit. Es entwickelt sich häufig eine ausgeprägte Aversion, z. B. aufgrund des Umfangs, längerer Dauer, hoher Schwierigkeit oder Komplexität, großer Wichtigkeit oder wegen Unklarheit bezüglich des Arbeitsergebnisses und seinen Konsequenzen. Auch mit der Aufgabe verbundene Unsicherheit, Anstrengung, Selbstwertrelevanz des Ergebnisses, Langeweile und nicht zuletzt die Tatsache, dass die Aufgabe bereits lange aufgeschoben wurde, steigern den Widerwillen. Häufig wird dies erschwert durch ungünstige Verstärkerbedingungen, wie etwa weit entfernt liegende Fristen oder weit entfernte und unklare Konsequenzen bei Nichterledigung.

Aufgrund der hohen Anforderungen an die Selbststeuerungsfähigkeiten sind hier besondere Strategien zum Selbstmanagement nötig, um die Aufgabe „trotzdem" zu bewältigen.

„Normales" Aufschieben

Nicht jedes Aufschieben ist problematisch

Aufschieben an sich ist ein annähernd normalverteiltes Merkmal. Nicht jedes Aufschieben ist problematisch oder schädlich und nur sehr wenige Personen können von sich sagen, dass sie nie aufschieben und sich bei freier Wahlmöglichkeit immer „vernünftig" zugunsten der wichtigeren Absicht und gegen die momentan attraktiver erscheinenden Aktivitäten entscheiden. Sporadisches oder gelegentliches Aufschieben von einzelnen Aufgaben oder zu bestimmten Zeiten, welches weder zu Leiden noch zu Beeinträchtigung führt, ist weit verbreitet und in der Regel unproblematisch.

Problematisches Aufschieben und Prokrastination

Ab wann aber wird Aufschieben zum Problem, welches Menschen als so störend und belastend erleben, dass sie sich um professionelle Unterstützung bemühen? Aufschieben wird dann zum Problem, wenn dauerhaft und wiederholt wichtige Tätigkeiten zugunsten weniger wichtiger Tätigkeiten aufgeschoben werden und die tatsächlich durchgeführten Handlungen anhaltend nicht den eigenen Absichten zur Erreichung wichtiger Ziele entsprechen, sodass deutliche Nachteile und psychische Belastungen entstehen (vgl. Kasten).

Ab wann wird Aufschieben zum Problem?

Aufschieben wird dann zum Problem, wenn Personen

- chronisch und exzessiv aufschieben und dadurch über längere Zeit in ihrem psychischen Befinden beeinträchtigt sind, z. B. durch Ärger, Stress, Angst, Anspannung, Unzufriedenheit, Schuld- und Schamgefühle, Depressivität bis hin zur manifesten Depression.
- aufgrund des Aufschiebens körperliche Beschwerden, wie z. B. Schlafstörungen, innere Unruhe, Magenprobleme oder Anspannung bis hin zu chronischen Muskelverspannungen haben.
- aufgrund des Aufschiebens immer wieder Leistungseinbußen verzeichnen müssen und für sie persönlich wichtige Ziele nicht erreichen, z. B. durch das Verpassen wichtiger Fristen, durch Misserfolge, Verzögerungen und Scheitern in Ausbildungsverlauf und Berufslaufbahn, schlechte Bewertungen, Nicht-Bestehen von Prüfungen, Vermeidung von Bewerbungen, schwindende Hoffnung auf Erfolg, schleichende Demoralisierung u. v. m.
- wegen andauernder Prokrastination Versagensängste und Hoffnungslosigkeit entwickeln, welche aufgrund einer stark reduzierten Selbstwirksamkeitserwartung wiederholt zum Aufgeben wichtiger Lebensziele führen.
- durch Aufschieben existenzielle finanzielle Probleme bekommen, da sie Fristen nicht einhalten, Rechnungen nicht bezahlen, überflüssige Verträge nicht kündigen oder als Selbstständige keine Aufträge einwer-

ben, Projekte nicht pünktlich fertigstellen, Kunden verprellen oder Rechnungen nicht oder zu spät stellen.
- sich darüber ärgern, dass sie trotz besseren Wissens und gravierender negativer Folgen wichtige Dinge immer wieder bis zuletzt aufschieben.
- sich deshalb selbst abwerten.
- andere wegen nicht eingehaltener Leistungsversprechen wiederholt verärgern und enttäuschen und ihre privaten und beruflichen Beziehungen dadurch belasten.
- Arbeit und Freizeit nicht mehr trennen können, Arbeitszeit aber nicht nutzen und – angesichts eines angewachsenen, nicht mehr überblickbaren Bergs an liegengebliebener Arbeit – erholsame Ausgleichstätigkeiten nicht mehr genießen können, weil etwa ihre Gedanken dauernd um das Aufschieben und die zu erledigenden Aufgaben kreisen und ständig ihr schlechtes Gewissen an ihnen nagt.

„Prokrastination“ = chronisches, exzessives Aufschieben

Im Unterschied zum weit verbreiteten gelegentlichen Aufschieben, das fast jedem aus dem Alltag bekannt ist, verstehen wir unter „Prokrastination“ ein chronisches und exzessives Aufschieben. Es handelt sich dabei um eine Arbeitsstörung, genauer eine Störung der Selbststeuerung, welche zu erheblichen negativen Konsequenzen für die Betroffenen führt. Dabei wird die Erledigung „eigentlich“ beabsichtigter, wichtiger Aufgaben oder Tätigkeiten trotz Kenntnis der negativen Folgen immer wieder auf spätere Zeitpunkte verschoben, obwohl Zeit dafür zur Verfügung stünde.

Prokrastination ist bei Erfüllung bestimmter Kriterien klinisch relevant

Prokrastination hat ab einem bestimmten Ausmaß gravierende Folgen nicht nur für die Arbeitsfähigkeit und -leistung, sondern auch für das psychische Befinden und die allgemeine Lebensführung. Prokrastination kann Ursache psychischer Symptome und Störungen sein, als Symptom im Rahmen psychischer Störungen auftreten oder selbst eine Symptomatik mit klinisch relevantem Leiden sowie klinisch relevanter Beeinträchtigung darstellen (vgl. Vorschlag zu Forschungskriterien in Kapitel 1.2).

Unterschiedliche Ausprägungen des Aufschiebens

Auch nicht pathologisches Aufschieben kann belastend sein

Wir unterscheiden „normales“ gelegentliches Aufschieben von Prokrastination als klinisch-relevanter Arbeitsstörung (vgl. Kapitel 1.2). In einer dimensionalen Betrachtungsweise können jedoch auch im nicht klinischen Bereich verschiedene Ausprägungsgrade differenziert werden. Auch nicht pathologisches Aufschieben kann für die Betroffenen zu starken Leistungseinbußen führen und so belastend oder störend sein, dass sie deswegen um Hilfe nachsuchen. Bei den häufig auftretenden milderen Formen des belastenden Aufschiebens werden die unten vorgeschlagenen Forschungskriterien für Prokrastination zwar nicht erfüllt, die Betroffenen haben aber durchaus ungünstige

Arbeitsgewohnheiten und Schwierigkeiten mit dem Einhalten von Fristen sowie der planvollen Erledigung von Aufgaben, was immer wieder zu negativen Konsequenzen und zu psychischen und sozialen Belastungen führt. Auch diese Menschen leiden unter einer Beeinträchtigung ihres Wohlbefindens und ihrer Leistungsfähigkeit sowie starken externen, unangenehmen Konsequenzen. Auch sie profitieren von den hier beschriebenen Methoden gleichermaßen; die Vergabe einer Diagnose oder eine Psychotherapie ist in solchen Fällen jedoch nicht indiziert, hier handelt es sich eher um ein Coaching- bzw. Beratungsanliegen.

Methoden auch bei milderen Formen hilfreich

> **Merke**
>
> Prokrastination in voller Ausprägung ist eine Arbeitsstörung, genauer: eine Störung der Selbstregulation, welche – ebenso wie die oben genannten milderen Formen des Aufschiebens – mit sehr guten Resultaten durch die hier beschriebenen Methoden reduziert werden kann (vgl. Kapitel 4.9).

1.2 Diagnostische Kriterien (Forschungskriterien) und Indikation

Prokrastination ist keine anerkannte Diagnose nach DSM oder ICD

Prokrastination ist derzeit keine Diagnose im Sinne der gängigen Klassifikationssysteme psychischer Störungen, dem Diagnostic and Statistical Manual of Mental Disorders (DSM) der American Psychiatric Association und der International Classification of Diseases (ICD) der World Health Organisation. Die Indikation für eine Psychotherapie besteht nach den derzeitigen Regelungen nur dann, wenn die Diagnose einer psychischen Störung nach ICD oder DSM erfüllt ist. Prokrastination für sich genommen stellt daher derzeit keine Indikation für eine Psychotherapie dar.

Es gibt jedoch Fälle, in denen das Aufschieben selbst so chronisch und exzessiv ist und zu Leiden und Beeinträchtigung in einem Ausmaß führt, dass es eine klinisch relevante und behandlungsbedürftige Symptomatik darstellt. Für solche Fälle haben wir unseren Vorschlag zu diagnostischen Forschungskriterien entwickelt und nach empirischer Prüfung mehrfach optimiert (vgl. Vorwort und Höcker, Engberding & Rist, 2017).

Diagnostische Forschungskriterien für Prokrastination (DKP) im Format des DSM

Analog zu anderen Achse-I-Falldefinitionen im DSM unterscheiden wir zwischen zwei notwendig zu erfüllenden Kriterien (A und B), weiteren Auswahlkriterien (C), sowie einem Ausschlusskriterium (D). Von den sechs Auswahlkriterien (C) müssen drei erfüllt sein, damit die „Forschungsdiagnose" Prokrastination vergeben werden kann. Wie im DSM ist auch eine Mindestdauer der Störung als notwendige Voraussetzung festgelegt (6 Monate). Ein

Fragebogen für Klienten[2], mit dem das Zutreffen der einzelnen Kriterien leicht ermittelt werden kann, und eine Auswertungshilfe dazu sind im Anhang zu finden (vgl. „Fragebogen zu den diagnostischen Forschungskriterien für Prokrastination (DKP-FB)“ auf S. 95 sowie „Auswertung DKP-FB und APROF“ auf S. 99).

Entwicklung der diagnostischen Forschungskriterien

Die Forschungskriterien für Prokrastination (Erstfassung 2006) sollen die Identifizierung behandlungsbedürftiger Personen erleichtern und zugleich die Voraussetzungen für Fortschritte in der Erforschung und der Entwicklung von Methoden zur Behandlung von Prokrastination verbessern (vgl. Kasten). Die vorgeschlagenen diagnostischen Kriterien beruhen auf unseren wissenschaftlichen Untersuchungen mehrerer großer Stichproben und der Klienten der Prokrastinationsambulanz der Universität Münster im Verlauf mehrerer Jahre. Sie wurden in vielen Iterationsschritten erprobt und fortlaufend optimiert (vgl. Rist et al., 2019; Höcker, Engberding & Rist, 2017; Rist et al., in Vorb.).

Diagnostische Forschungskriterien für Prokrastination (DKP)

A. In den letzten sechs Monaten wurden sehr wichtige Tätigkeiten an mindestens der Hälfte der Tage über den passenden Zeitpunkt hinaus aufgeschoben, obwohl Zeit für deren Erledigung zur Verfügung stand.

B. Aufgrund des Aufschiebens wurde das Erreichen persönlicher Ziele stark oder sehr stark beeinträchtigt.

C. Zusätzlich werden *mindestens drei* der folgenden sechs Kriterien erfüllt:

1. Es wurde mehr als die Hälfte der für die Erledigung der Aufgabe zur Verfügung stehenden Zeit mit Aufschieben verbracht.
2. An mindestens der Hälfte der Tage wurden andere, weniger wichtige Tätigkeiten vorgezogen, obwohl man eigentlich mit der wichtigen Aufgabe beginnen wollte.
3. Die zu erledigenden Aufgaben haben an mehr als der Hälfte der Tage Abneigung und Widerwillen ausgelöst.
4. Mindestens die Hälfte der Vorhaben, die im letzten halben Jahr abgeschlossen werden sollten, wurden aufgrund des Aufschiebens nur unter großem Zeitdruck oder gar nicht fertig gestellt.
5. Aufgrund des Aufschiebens besteht eine Beeinträchtigung des Leistungspotenzials von mindestens 50 %.
6. Es liegen mindestens fünf von den folgenden körperlichen und/oder psychischen Beschwerden vor, die durch das Aufschieben hervorgerufen wurden:

2 Da sich unsere Ansätze sowohl an Psychotherapeuten als auch an andere Fachpersonen und Berater richten, verwenden wir Klient als Überbegriff für Patienten und Klienten. Bei Verwendung der Begriffe Therapeut, Behandlung, Therapie etc. sind andere Fachberater, Coaches sowie Beratungen und Coachings ebenso gemeint.

Körperliche Beschwerden:
- Muskelverspannungen
- Schlafstörungen
- Herz- bzw. Kreislaufprobleme
- Magen- bzw. Verdauungsprobleme

Psychische Beschwerden:
- Innere Unruhe
- Druckgefühl
- Gefühl der Hilfslosigkeit
- Innere Anspannung
- Angst

D. Ausschluss: Die Probleme werden nicht besser erklärt durch eine andere Achse-I- oder Achse-II-Störung.

Das methodische Vorgehen bei der Zusammenstellung dieser Kriterien sei hier nur kurz skizziert: In zwei Querschnittsuntersuchungen mit jeweils knapp 1000 Probanden wurde zunächst ein Katalog von 14 Fragen nach Ausmaß, Merkmalen und Auswirkungen des Aufschiebens zusammen mit der Aitken Procrastination Scale (APS; Aitken, 1982) vorgegeben. Zunächst wurden „Prokrastinierende" und „Nicht-Prokrastinierende" unterschieden. Dies geschah anhand des Mittelwerts der Personen auf der Subskala „Zentrale Prokrastination" der APS, die im Verlauf mehrerer Jahre speziell wegen Prokrastination in der Prokrastinationsambulanz um Behandlung/Beratung nachgesucht hatten. Anhand von Best-Subset-Regressionsmodellen und mithilfe von ROC-Analysen wurden acht Items ausgewählt, mit denen die zuvor definierten Prokrastinierenden am besten identifiziert werden konnten. Die oben aufgeführten Forschungskriterien und den zugehörigen DKP-FB (vgl. auch Kapitel 3.2.1) empfehlen wir sowohl für die wissenschaftliche als auch für die praktische Arbeit.

Bedingungen für Psychotherapie und Kostenübernahme durch die Krankenversicherung

Prokrastination als Indikation für Psychotherapie oder Coaching/Training

1. Prokrastination ist keine Diagnose nach ICD und DSM.
2. Nur wenn eine psychische Störung nach ICD/DSM vorliegt, besteht formal die Indikation für eine Psychotherapie und damit auch die Möglichkeit, die Kostenübernahme bei der Krankenversicherung zu beantragen.
3. Erfüllen Klienten, die mit dem Anliegen Prokrastination um Hilfe suchen, die Kriterien einer psychischen Störung nach ICD, kann eine Psychotherapie beantragt werden, in deren Rahmen die Behandlung von Prokrastination indiziert ist, wenn die Prokrastination Teil der anerkannten Störung ist oder eine Funktion für deren Entstehung und Aufrechterhaltung hat (z. B. Depression, Prüfungsangst). Dies kann im Gut-

achterbericht für den Kassenantrag auch genauso dargestellt werden (vgl. auch Kapitel 3.6).

4. Auch mildere Formen des Aufschiebens, die keine klinisch relevante Beeinträchtigung im Sinne einer psychischen Störung darstellen, können belastend sein und zu erheblichen Beeinträchtigungen der Leistungsfähigkeit in Beruf und Privatleben sowie Beeinträchtigungen des Wohlbefindens führen. Die Indikation für eine Psychotherapie ist damit nicht gegeben, hier hat sich stattdessen ein Coaching-Ansatz bzw. Trainingsansatz mit den in diesem Band beschriebenen Methoden bewährt.

1.3 Epidemiologische Angaben und psychologische Befunde

1.3.1 Verbreitung von Prokrastination

Überraschend viele Menschen geben an, die Erledigung wichtiger Dinge trotz daraus resultierender Nachteile aufzuschieben, und auch, dass sie diese Gewohnheit gerne ablegen würden, ihnen eine Veränderung aber schwerfällt.

Prävalenzangaben variieren je nach Operationalisierung

Einschränkend muss zu den Prävalenzschätzungen gesagt werden, dass die Feststellung, wer prokrastiniert und wer nicht, davon abhängt, wie Prokrastination operationalisiert wird – die Angaben zur Häufigkeit von Aufschieben und Prokrastination variieren daher sehr stark. Sie bewegen sich zwischen etwa 7 bis 80 % je nach Untersuchungsfragen und untersuchter Population. Hier macht sich das bisherige Fehlen von einheitlich anerkannten Fallkriterien bemerkbar.

20 % beschreiben sich als „chronic procrastinators“

In US-amerikanischen Untersuchungen bezeichneten sich ca. 20 % der Bevölkerung als „chronic procrastinators“. Ähnliche Zahlen wurden auch beim Vergleich von Stichproben aus den USA, Australien, England, Spanien und Peru anhand normierter Fragebögen zur Erfassung von Prokrastination ermittelt (Hammer & Ferrari, 2002; Ferrari, O’Callaghan & Newbegin, 2005).

50 % der Studierenden berichteten Probleme durch Aufschieben

In einer Studie von Day, Mensink & O’Sullivan (2000) berichteten 50 % der befragten amerikanischen College-Studierenden, durch ihr Aufschieben Probleme im Studium zu haben.

20 % der Nicht-Studierenden berichteten persönliche Nachteile durch das Aufschieben

Problematisches Aufschieben wurde zwar früher vorwiegend im akademischen Kontext untersucht, ist aber auch in nichtakademischen Lebenssituationen häufig. Laut ihren Selbstangaben prokrastinieren bis zu 20 % der Nicht-Studierenden in solch einem Ausmaß, dass sie davon persönliche Nachteile haben (Harriott & Ferrari, 1996). Die Prävalenz von Prokrastination im Sinne eines chronisch-exzessiven Aufschiebens, welches die diagnostischen Forschungskriterien für Prokrastination (DKP) erfüllt und welches als so störend empfunden wird, dass Betroffene sich Hilfe suchen, liegt in Münster über verschiedene studentische Stichproben aller Fächer hinweg bei 7 bis 14.6 % (Höcker et al., 2017). Sehr wenige Personen – in unseren Erhebungen nur knapp 2 % der Befragten – sagten währenddessen von sich, dass sie Aufschieben bei sich als Verhalten gar nicht kennen.

7 bis 14.6 % erfüllen die Forschungskriterien für Prokrastination

In einer repräsentativen Bevölkerungsstichprobe in Deutschland (N=3027; Beutel et al., 2016) wurde Prokrastination mit der „General Procrastination Scale“ (Lay, 1986; modifiziert durch Klingsieck & Fries, 2012) erhoben. Prokrastination war am ausgeprägtesten in der Altersgruppe der 14- bis 29-Jährigen, und nur in dieser Alterskohorte gab es Geschlechtsunterschiede: Männer prokrastinierten etwas mehr als Frauen. Beim Vergleich der Altersgruppen von 14 bis 69 Jahren dieser Stichprobe nahm der Mittelwert des Prokrastinationsfragebogens mit dem Alter zwar systematisch, aber nur geringfügig ab.

Prokrastination tritt in jeder Altersgruppe auf

1.3.2 Psychologische Befunde

Metaanalysen geben einen Überblick über eine große Anzahl mit Prokrastination zusammenhängender Persönlichkeitsmerkmale (van Eerde, 2003; Steel, 2007). Steel fand u. a. Korrelationen mit Ablenkbarkeit (r=.45), Gewissenhaftigkeit (r=–.62), Selbstkontrolle (r=–.58), Impulsivität (r=.41) und Widerwillen gegen die Aufgabe (r=.40). In Querschnittsuntersuchungen an der Universität Münster (N=939) war Prokrastination stark mit Versagensangst (r=.58), Angst vor negativer Bewertung durch andere (r=.38) und mit wahrgenommenen hohen Erwartungen der sozialen Umwelt (r=.27) assoziiert (zusammenfassend vgl. Höcker et al., 2017, S. 16 ff.).

Prokrastination und Persönlichkeit

Die stärksten negativen Zusammenhänge bestehen mit Gewissenhaftigkeit und Selbstkontrolle. Das ist intuitiv einleuchtend – Gewissenhaftigkeit, Selbstkontrolle und auch Organisiertheit (r=–.36) sind Facetten des Selbstmanagements oder der Selbstregulation. Zum Teil ist ihre Assoziation mit Prokrastination allerdings trivial, da zur Operationalisierung dieser Persönlichkeitsmerkmale Fragen nach der genauen und gründlichen Erledigung von Aufgaben gehören, die inhaltlich – mit umgekehrter Polung – denen in Prokrastinationsfragebögen entsprechen. Im Big-Five-Modell der Persönlichkeit mit den Faktoren Neurotizismus, Introversion, Offenheit für Erfahrungen, Verträglichkeit und Gewissenhaftigkeit finden sich neben dem starken negativen Zusammenhang zwischen Prokrastination und Gewissenhaftigkeit auch Zusammenhänge mit anderen Faktoren, insbesondere mit Neurotizismus. Es gibt jedoch Hinweise darauf, dass der Zusammenhang der übrigen Big-Five-Faktoren mit Prokrastination über den Faktor Gewissenhaftigkeit vermittelt sein könnte (Steel, 2007; Steel & Klingsieck, 2016).

Zusammenhang mit psychischen Beschwerden, Stress und Leistungsbeeinträchtigung

Prokrastination korreliert negativ mit Lebenszufriedenheit (r=–.35), besonders in den Bereichen Einkommen und Arbeitssituation. Positiv mit den Prokrastinationswerten assoziiert sind Stress (r=.39), Depressivität (r=.36), Angst (r=.32), Burnout (r=.27) und Einsamkeitsgefühle (r=.27; Beutel et al., 2016). Prokrastination hängt demnach deutlich mit psychischen Beschwerden und reduziertem Wohlbefinden zusammen. Andere Studien fanden ebenfalls Zusammenhänge mit Stress (Tice & Baumeister, 1997), Leistungsbeeinträchtigungen (Beck, Koons & Milgrim, 2000; Ferrari et al., 2005; Wesley, 1994) sowie anhaltender Unzufriedenheit mit sich selbst (Ferrari et al., 2005). Auch Steel (2007) berichtet einen Zusammenhang mit geringerer Leistung (r=–.19). Der Zusammenhang von Prokrastination und Leistungsbeeinträchtigung ergab sich über unterschiedliche Varianten von Prüfungsleistungen und Aufgabenbearbeitungen hinweg. Dabei ist wichtig festzuhalten, dass kein Zusammenhang zwischen Intelligenzmaßen und Prokrastination gefunden wurde (r=–.03). Prokrastinierende und Nicht-Prokrastinierende unterscheiden sich nicht hinsichtlich ihrer intellektuellen Voraussetzungen, Aufgaben zu erledigen, wohl aber in der Leistung, die sie erbringen.

Die Prokrastinationstendenz scheint demnach überwiegend durch innerpsychische Vorgänge und Bewertungsprozesse, die mit den Persönlichkeitsmerkmalen verbunden sind, und weniger durch Aspekte der objektiven Aufgabenschwierigkeit bestimmt. Dies schlägt sich im Zusammenhang zwischen der Beurteilung der Aufgaben als aversiv (= unangenehm) und der Prokrastinationstendenz nieder (r=.40): Prokrastination geht systematisch mit einer Einschätzung der zu erledigenden Aufgaben als unangenehm, lästig und frustrierend einher. Die dominanten Gefühle, die Prokrastinierende bei der Erledigung typischer aufgeschobener Aufgaben erfahren, sind v. a. Ärger, Frustration und Langeweile (Blunt & Pychyl, 2000). Die beobachteten Korrelationen mit Ablenkbarkeit (r=.45) und Impulsivität (r=.41) legen einen Zusammenhang zwischen Prokrastination und Arbeitsstörungen als Folge einer Aufmerksamkeitsdefizit-/Hyperaktivitätsstörung nahe. In manchen Fällen gibt es hier Überschneidungen, in den meisten Fällen jedoch nicht (vgl. Kapitel 1.4).

Untersuchungen zu verschiedenen Profilen

Cluster

In Erhebungen bei Berufstätigen mit Fragebögen zur Erfassung von Prokrastination, Angst und Depression fanden Rozental et al. (2015) fünf Cluster, die sich im Schweregrad der Prokrastination unterschieden. 20 % der Befragten wurden dem Cluster „severe procrastination“ zugeteilt. Klinisch interessant ist auch die Gruppe „primary depressed“ (11 % der Teilnehmer). Die restlichen ca. 70 % der Probanden verteilten sich auf die Cluster „average procrastinators“, „well-adjusted procrastinators“ und „mild procrastinators“. Natürlich hängt die Größe der so gefundenen Untergruppen immer von den verwendeten Instrumenten ab.

Auch bei den von uns untersuchten Studierenden ($N=990$, davon 128 Prokrastinierende nach den DKP) konnten wir anhand der DKP-Merkmale insgesamt sechs Cluster ausmachen. Fünf der Profile unterscheiden sich vor allem im Schweregrad der Symptomausprägung: Das extreme Cluster „schwer Prokrastinierende" mit 13 % aller Probanden enthält 78 % derjenigen, die nach dem DKP-Fragebogen die Forschungskriterien für Prokrastination erfüllen. Am anderen Ende steht das entgegengesetzte Cluster der „Sofort-Erlediger", welches mit 2 % der Probanden minimal besetzt ist. Dazwischen, mit sinkender Schwere, liegen die „gewohnheitsmäßigen Aufschieber" (18 %), die ebenfalls unter Zeitdruck und Stress sowie körperlichen Symptomen leiden. In dieser Gruppe befinden sich jedoch nur 22 % derjenigen, die die Forschungskriterien für Prokrastination erfüllen, die „durchschnittlichen Aufschieber" (33 %) und die gelegentlichen Aufschieber" (21 %). Nur ein Cluster mit 13 % der Teilnehmer fällt aus dem Rahmen: Der Profilverlauf zeigt zwar das zweitstärkste Aufschiebeverhalten sowie sehr starken erlebten Zeitdruck und Stress (auf dem gleichen Level wie die „schwer Prokrastinierenden"), jedoch berichten die Angehörigen dieses Clusters fast keine Leistungseinbußen und nur wenige körperliche und psychische Beschwerden aufgrund des Aufschiebens. Trotz starkem Aufschiebeverhalten und stark empfundenem Stress erfüllt kein Teilnehmer dieses Clusters die Forschungskriterien für Prokrastination (Rist et al., 2019).

1.3.3 Verschiedene Typen von Prokrastination?

Arousal und avoidance procrastinators? Eher Zeitverlauf als verschiedene Typen

Vor allem eine Einteilung in zwei Typen wird immer wieder vorgeschlagen und hat auch eine erhebliche populärwissenschaftliche Attraktivität erreicht (Ferrari, Johnson & McCown, 1995; Chu & Choi, 2005; Wessel, Bradley & Hood, 2019): Beim ersten Typ liegt der Schwerpunkt der Prokrastination auf der Vermeidung und dem Nichterledigen von Aufgaben („avoidant procrastinators" oder „passive procrastinators"). Prokrastinierende vom zweiten Typ werden dadurch charakterisiert, dass sie absichtlich bis zur letzten Minute warten, um dann äußerst aktiv bis zum Endtermin durchzuarbeiten und dabei von der damit verbundenen Anspannung für ihre Leistung profitieren („arousal procrastinators" oder „active procrastinators"). Bei näherem Hinsehen verschwindet jedoch die Evidenz für trennbare Typen: Die Tendenz zum aktiven Prokrastinieren korreliert nämlich hoch mit der Tendenz zum passiven Prokrastinieren ($r=.68$; Ferrari et al., 2005). Der Zusammenhang erscheint plausibel: Wer anfangs stark vermeidet, bei dem steigt die Wahrscheinlichkeit, dass er kurz vor dem Termin in hektische Aktivität verfällt. Aber weder in einer Metaanalyse zur Frage der Differenzierungsmöglichkeit der beiden Typen noch in einer eigenen dimensionsanalytischen Untersuchung an einer Stichprobe von $N=4000$ Befragten konnte Steel (2010) Evidenz für die Differenzierung dieser beiden Subtypen der

Prokrastination finden. Wenn überhaupt, könnte man daher eher von verschiedenen Ausprägungen der Prokrastination im Zeitverlauf statt von verschiedenen Typen sprechen.

1.4 Differenzialdiagnostik

1.4.1 Verhältnis zu anerkannten psychischen Störungen

Prokrastination ist zwar nicht als anerkannte psychische Störung in der ICD und im DSM aufgeführt, sie kann aber sowohl als Symptom einer dort kodierten anerkannten psychischen Störung vorkommen, als auch als eigenständig definierbares Syndrom. Darüber hinaus kann sie „komorbid" bzw. zusätzlich zu einer psychischen Störung auftreten und so die Behandlung erschweren und einen wichtigen Faktor in Entstehung oder Aufrechterhaltung darstellen.

Dass wir bei Prokrastination von einer Störung der Selbststeuerung oder einer Arbeitsstörung sprechen, soll nicht suggerieren, dass es sich um eine bereits anerkannte Diagnose nach ICD oder DSM handelt.

Prokrastination als Symptom einer Achse-I- oder Achse-II-Störung

Konsequenzen für die Behandlung

Ist das Aufschieben von wichtigen Tätigkeiten ein Symptom oder die Folge einer bekannten psychischen Störung? Oder handelt es sich im individuellen Fall doch um eine eigenständige Arbeits- bzw. Selbstregulationsstörung? Prokrastination kann ein Symptom einer anderen Störung, z. B. einer Depression, einer ADHS, einer sozialen Phobie oder auch einer zwanghaften oder narzisstischen Persönlichkeitsstörung sein. In diesem Fall wären die Kriterien für diese andere Störung vollständig erfüllt, und es wäre im zeitlichen Verlauf zu erwarten, dass die Störung zeitgleich oder schon vor der Prokrastination aufgetreten ist.

Gleichzeitiges Vorliegen von Prokrastination als eigenständigem Syndrom und einer psychischen Störung

Prokrastination als eigenständiges Syndrom kann auch „komorbid" zusammen mit anderen psychischen Störungen vorliegen, wenn die Prokrastination schon vor deren Beginn bestand oder unabhängig davon aufgetreten ist. In Kombination mit einer psychischen Störung erschwert Prokrastination die Lebenssituation und die Behandlung zusätzlich und trägt häufig zur Aufrechterhaltung der Störung bei, z. B. im Zusammenhang mit Depressionen oder Prüfungsangst.

Die Entscheidung über die Reihenfolge der Behandlungsmethoden bzgl. der anderen vorliegenden psychischen Problematik zusammen mit Prokrastination erfordert differenzialdiagnostische Überlegungen und eine Überprüfung des zeitlichen Zusammenhangs der Entwicklungen von Prokrastination und des jeweiligen anderen Symptomkomplexes. Prokrastination kann auch dann durch das vorgestellte kognitiv-verhaltenstherapeutische Vorgehen reduziert werden, wenn sie Symptom einer anderen Störung ist oder wenn gleichzeitig eine andere Störung vorliegt.

1.4.2 Differenzialdiagnostische Abgrenzung

Prokrastination kann als eigenständiges Syndrom („Arbeitsstörung", „Störung der Selbstregulation") von psychischen Störungen durch die Berücksichtigung von Unterschieden auf der kognitiven, emotionalen und der Verhaltensebene unterschieden werden. Differenzialdiagnostisch wertvoll sind ebenso Informationen über den Zeitverlauf. Tabelle 1 gibt einen Überblick über die Differenzialdiagnostik. Zu einzelnen Störungen mit „Symptom-Überlappungen" werden dort Unterscheidungsmerkmale genannt, anhand derer Prokrastination abzugrenzen ist.

Tabelle 1: Differenzialdiagnostik bei Prokrastination

Differenzialdiagnose	Überlappung mit Prokrastination	Unterscheidungsmerkmale
Depressive Störung	Schnelle Erschöpfung, verminderter Antrieb, Tätigkeiten sind aversiv	• Ausmaß der Depressivität • Mindestens 2 Wochen zwei der drei Kriterien depressive Verstimmung, Interessenverlust oder Antriebsverlust • Verlauf • Bei depressiven Störungen zusätzlich Verlust von Interesse und Initiative, Verstärkerverlust (eingeschränkte Lebensfreude)
Prüfungsangst	Vermeiden der Konfrontation mit Prüfungsstoff	• Bei Prüfungsangst: ängstliche Vermeidung, spezifisch auf Prüfungssituationen gerichtet • Wenn Aufschieben ausschließlich der Vermeidung der mit dem Lernen verbundenen Angst im Rahmen der Prüfungsangst dienen würde, würde man außerhalb des Prüfungslernens kein Aufschieben erwarten

Tabelle 1: Fortsetzung

Differenzialdiagnose	Überlappung mit Prokrastination	Unterscheidungsmerkmale
Soziale Phobie Selbstunsichere Persönlichkeitsstörung oder -akzentuierung	Versagensangst, Insuffizienzerleben, Selbstabwertung, soziale Anforderungssituation	• Beschäftigung mit Bewertung durch andere • Nicht auf Leistungssituationen beschränkt • Bei der selbstunsicheren Persönlichkeit situationsübergreifend, tiefgreifendes Muster von Besorgnis und Minderwertigkeitserleben, zusätzlich ggf. Beziehungsangst
Problematischer Substanzgebrauch	Fehlende Struktur, scheinbar mangelnde Anstrengungsbereitschaft, mangelnder Belohnungsaufschub	• Substanzkonsummuster, Wirkungen, Folgen
Prodromalstadium einer Psychose	Desorganisiertheit, unregelmäßiger Tagesvollzug, ggf. veränderter Tag-Nacht-Rhythmus	• Leistungsknick, Positiv- und Negativsymptomatik, unspezifische Anhedonie, bizarre Verhaltensweisen
Passiv-aggressive Persönlichkeitsstörung oder -akzentuierung	Reaktanz, Nichterledigung, fehlende Vorsatzbildung, Anstrengungsvermeidung	• Keine positive eigene Zielformulierung, indirekte Weigerung, Vorgeben von Bereitschaft ohne Mitwirkung
Zwanghafte Persönlichkeitsstörung oder -akzentuierung	Sich-Verlieren in Details, ungünstige Prioritäten, nicht abschließen können	• Oft eher entscheidungs- als tätigkeitsbezogen, generalisiert auf viele Lebensbereiche; Schwierigkeiten, sich festzulegen, auch fast fertige Arbeiten abzuschließen • Tiefgreifendes Muster von Zwanghaftigkeit und Rigidität
Aufmerksamkeitsdefizit-/Hyperaktivitätsstörung (ADHS)	Leichte Ablenkbarkeit, schlechte Impulskontrolle, Konzentrationsmangel, wenig Frustrationstoleranz	• ADHS: eher Schwierigkeiten beim Durchhalten als beim Beginnen • Schlecht organisiert in vielen Lebensbereichen • Unter Umständen ständiges Gefühl der inneren Unruhe • Wichtig: ADHS-Symptome (in den Bereichen Unaufmerksamkeit, Hyperaktivität und Impulsivität) sind seit Kindheit vorhanden

In Höcker et al. (2017) sind differenzialdiagnostische Unterscheidungen ausführlicher dargestellt. Insbesondere zu den Symptomen affektiver Störungen und der Aufmerksamkeitsdefizit-/Hyperaktivitätsstörung (ADHS) gehören auch Störungen des Antriebs bzw. des zielführenden Arbeitsverhaltens, weswegen auf diese im Folgenden ausführlicher eingegangen wird.

Differenzialdiagnostische Abgrenzung zur Aufmerksamkeitsdefizit-/Hyperaktivitätsstörung (ADHS)

Überschneidungen mit ADHS: in 20 % der „Prokrastinations-Fälle" sind die Kriterien einer ADHS erfüllt, 50 % der ADHS-Betroffenen erfüllen die Forschungskriterien für Prokrastination

Im Kindesalter ist ADHS durch das Vorliegen von Symptomen in den Bereichen motorische Hyperaktivität, Unaufmerksamkeit und Impulsivität gekennzeichnet. Im Erwachsenenalter erscheint die motorische Hyperaktivität abgeschwächt und zeigt sich eher in Form innerer Unruhe und Anspannung. Explizite Kriterien für ADHS bei Erwachsenen werden erstmals im DSM-5 genannt. Ein wichtiges Unterscheidungsmerkmal, welches häufig gegen die Diagnose einer ADHS spricht, besteht darin, dass Voraussetzung für die Diagnose einer ADHS ein Vorliegen bereits in der Kindheit ist (vor dem 12. bzw. 7. Lebensjahr; vgl. Tabelle 1). Ist der Beginn in der Kindheit gegeben, muss zudem geprüft werden, ob die Kriterien für die Vergabe einer F90 (ADHS) oder F98.8 aktuell erfüllt sind.

Eine ADHS erschwert es den Betroffenen, Arbeitsabläufe über längere Zeit gezielt und gut organisiert voranzutreiben. Daher liegt der Gedanke nahe, Prokrastination könnte schlicht ein Symptom einer ADHS sein. Dies ist jedoch nur selten der Fall: Zwar ist bei 50 % der von ADHS Betroffenen auch Prokrastination laut Forschungskriterien festzustellen, jedoch sind nur bei 20 % der Prokrastinierenden die Kriterien für eine ADHS erfüllt. Diese und weitere Befunde und eine Diskussion zum Vergleich der beiden Störungen finden sich bei Rist et al. (2011).

Differenzialdiagnostische Abgrenzung zu Depression

Ähnlichkeit mit depressiver Antriebsstörung?

Was Klienten als Aufschieben oder „sich einfach nicht aufraffen können" beschreiben, kann auch Symptom einer Antriebsstörung innerhalb einer affektiven Störung sein. Die zentralen Merkmale einer Depression sind Niedergeschlagenheit, Interesselosigkeit sowie Antriebsverlust. Mindestens zwei dieser Merkmale müssen für einen Zeitraum von mindestens zwei Wochen über die meiste Zeit vorgelegen haben, zusammen mit einer Auswahl weiterer Symptome wie Hoffnungslosigkeit, Appetitverlust oder Schlafstörungen, um nur einige zu nennen. Klinisch interessant sind die häufig berichteten Zusammenhänge von Prokrastination und Depressivität. Steel (2007) berichtet eine Korrelation von $r = .28$. In unserer Querschnittsstudie an der Universität Münster ($N = 939$) korrelierten beide Variablen hoch mit $r = .65$. Dieser Zusammenhang scheint insbesondere durch depressives Grübeln vermittelt (r=.61; Flett, Haghbin & Pychyl, 2016). Bei der Abgrenzung der Prokrastination von Depression ist zunächst darauf zu achten, ob die Kriterien für eine Depression überhaupt vollständig erfüllt sind, insbesondere ob sich die Antriebsstörung bzw. der Interessenverlust auf alle Interessenbereiche erstrecken. Zur Störungsentwicklung ist ebenso der Zeitverlauf zu explorieren, insbesondere ob die Prokrastination schon vor dem Beginn der ersten depressiven Episode vorlag oder ob sie über die Zeit immer synchron mit den Stimmungsänderungen variierte. Tritt Aufschieben immer nur innerhalb depressiver Episoden auf, so spricht dies für das Aufschieben als Symptom der depressiven Antriebsstörung.

Lag Prokrastination bereits vor Beginn der ersten affektiven Episode vor, spricht dies entweder für gleichzeitig bestehende Phänomene oder Prokrastination als Entstehungs- und Aufrechterhaltungsfaktor für die depressiven Episoden. Durch etwa die mit Prokrastination häufig einhergehenden Einbußen im Bereich des Selbstwertgefühls und Selbstwirksamkeitserlebens sowie die Nichterreichung wichtiger Ziele über den Verlauf von Jahren kann es zu rezidivierenden depressiven Dekompensationen kommen, sodass eine rezidivierende depressive Störung als Folge der Prokrastination entstehen und durch diese aufrechterhalten werden kann. In diesem Fall wäre zu erwarten, dass Prokrastination auch außerhalb der depressiven Episoden besteht oder depressive Episoden immer auf Zeiten mit verstärkter Prokrastination folgen.

Hinweise zur Diagnoseformulierung und zur Erstellung des Gutachterberichts für den Kassenantrag in einem solchen Beispielfall finden sich im Kapitel 3.6.

2 Störungstheorien und Erklärungsansätze

Bisher liegen für Prokrastination keine befriedigenden Studien zu biografischen Entstehungsfaktoren vor. Für die Berücksichtigung prädisponierender Bedingungen in der Praxis wird deshalb auf die im Kapitel 1.3 dargestellten psychologischen Befunde sowie auf allgemein bekannte psychische Faktoren verwiesen, die für die Entwicklung von Selbstkontrolle günstig bzw. ungünstig sind. Zu nennen sind hier etwa Lernerfahrungen mit Belohnungsaufschub, Frustrationstoleranz, Anspruchsniveausetzung, Anstrengungsbereitschaft oder -vermeidung, Misserfolgsverarbeitung oder die individuelle Entwicklung von Kompetenzen zur vorausschauenden und Folgen berücksichtigenden Entscheidung, Planung und Selbstaktivierung.

In psychologischen Erklärungsmodellen für die Aufrechterhaltung von Prokrastination werden sowohl lerntheoretische Mechanismen als auch emotionale, kognitive, motivationale und verhaltensbezogene Faktoren angeführt.

Im Folgenden stellen wir zwei sich ergänzende Modelle vor, deren Kombination sich für den Einsatz in der praktischen Arbeit bewährt hat:

- ein kognitiv-verhaltenspsychologisches Erklärungsmodell für Prokrastination, welches die lerntheoretischen Mechanismen sowie emotionale, kognitive, motivationale und verhaltensbezogene Faktoren verbindet sowie
- das Rubikon-Modell der Handlungsphasen, welches den Ablauf der erfolgreichen Realisierung einer Absicht darstellt. Dieses Modell eignet sich gut, um die Herausforderungen für eine gelungene Selbststeuerung und die individuellen Probleme des Klienten in der jeweiligen Handlungsphase darzustellen.

2.1 Kognitiv-verhaltenspsychologisches Erklärungsmodell für Prokrastination

Aufschieben als Versuch der Emotionsregulation

Prokrastination erfolgt trotz Kenntnis der negativen Konsequenzen und obwohl die Betroffenen selbst ihr Verhalten als nachteilig erleben. Im Konflikt zwischen dem, was sie tun wollten/sollten und dem, was sie stattdessen tun, entscheiden sie sich aber regelhaft für Letzteres. Die stattdessen ausgeführten Ersatztätigkeiten haben dabei eines gemeinsam: sie sind aktuell angenehmer und leichter zu erledigen oder auch weniger selbstwertrelevant.

Im verhaltensbezogenen Erklärungsansatz ist negatives Erleben wie Unbehagen, Angst und Widerwille gegenüber der als unangenehm empfundenen Aufgabe das zentrale aufrechterhaltende Moment des Prokrastinierens (vgl. Kapitel 1.3). Die Ersatzaktivitäten müssen nicht unbedingt angenehm sein, werden aber im Vergleich zur aufgeschobenen Tätigkeit zumindest als weniger unangenehm empfunden. Lerntheoretisch ist gut nachvollziehbar, dass Aversives nach Möglichkeit gemieden wird.

Ein solches Vermeidungs- oder Fluchtverhalten wird durch das Nachlassen der unangenehmen Gefühle unmittelbar und zuverlässig kurzfristig negativ verstärkt. Dies gilt selbst dann, wenn es nicht gelingt, sich von der anstehenden Aufgabe vollständig abzulenken und die alternativen Ersatztätigkeiten von schlechtem Gewissen und Schuldgefühlen begleitet werden. Somit stellt Prokrastination einen aktuell kurzfristig – aber nicht längerfristig wirksamen – Versuch der Emotionsregulation dar, langfristig überwiegen die negativen Folgen.

Aufschieben wird kurzfristig doppelt (negativ und positiv) verstärkt

Gut ersichtlich wird die Aufrechterhaltung von Prokrastination entsprechend lerntheoretischer Prinzipien im kognitiv-verhaltenspsychologischen Erklärungsmodell (vgl. Abbildung 1 und die Karte „Kognitiv-verhaltenspsychologisches Erklärungsmodell für Prokrastination“ am Ende des Buches). Es zeigt, dass die Aufrechterhaltung in der Regel sowohl durch kurzfristige negative als auch durch kurzfristige positive Verstärkung geschieht: Die negative Verstärkung erfolgt durch das Nachlassen aufgabenbezogener unangenehmer Kognitionen und Emotionen, die positive Verstärkung durch (in Relation) angenehmere Ersatztätigkeiten. Dabei kann es sich entweder um per se angenehme und zerstreuende Tätigkeiten handeln (z.B. Gespräche mit Kollegen, Fernsehen, Internetspiele) oder um Arbeiten, die positiv verstärkt werden, weil sie das Gefühl geben, etwas erledigt zu haben (z.B. einem Kollegen helfen, weniger komplexe Arbeitsschritte vorziehen, E-Mails checken, putzen, aufräumen etc.). Die Durchführung solcher Aktivitäten wird durch schnellen Erfolg positiv verstärkt: sie schafft kurzfristig ein Gefühl der Zufriedenheit und blendet Gedanken an die eigentlich vorgenommenen Aufgaben aus. Die unangenehmen Konsequenzen des Aufschiebens, wie das Nichteinhalten von Fristen, das Nichterreichen gesetzter Ziele, sind zeitlich weiter entfernt und wirken deshalb häufig nicht verhaltenssteuernd.

Prokrastinationsfördernde Kognitionen

Darüber hinaus schließt das Modell prokrastinationsfördernde, erlaubniserteilende Kognitionen sowie motivationale Vorbedingungen für negative mit der Arbeit verbundene Gefühle ein. Die längerfristigen negativen Konsequenzen erschweren die Veränderung problemtypischer Kognitionen, Emotionen und Verhaltensmuster zusätzlich und tragen zur weiteren Aufrechterhaltung der Prokrastination bei.

Prokrastination als „self-handicapping“

Im Leistungsbereich kann Aufschieben als sogenanntes „self-handicapping“ (Ferrari & Tice, 2000) fungieren: Es kann dabei selbstwertschonend vor einer realistischen Konfrontation mit befürchteten eigenen Defiziten schützen, wenn Zeitdruck und Hektik als entlastende Rechtfertigung angeführt werden können nach dem Motto „hätte ich früher angefangen, wäre es sicher viel besser geworden“.

Aufschieben wird durch kurzfristige Konsequenzen aufrechterhalten

Zusammenfassung

Aufschieben ist ein typisches, durch die kurzfristigen anstatt durch die langfristigen Konsequenzen gesteuertes Verhaltensmuster. Die Aufrechterhaltung erfolgt über positive und negative kurzfristige Verstärkung, die schädlichen langfristigen Konsequenzen sind oft nicht oder nur unzureichend verhaltenssteuernd, weshalb es der Selbststeuerung bedarf. Des Weiteren ist Aufschieben oft ein gelerntes Bewältigungsverhalten im Sinne eines Versuchs der Emotionsregulation (Versuch, unangenehme Gefühle wie Unlust, Langeweile oder Angst kurzfristig zu reduzieren oder zu vermeiden), auch dann, wenn die langfristigen Konsequenzen negativ sind und die Betroffenen deutlich beeinträchtigen.

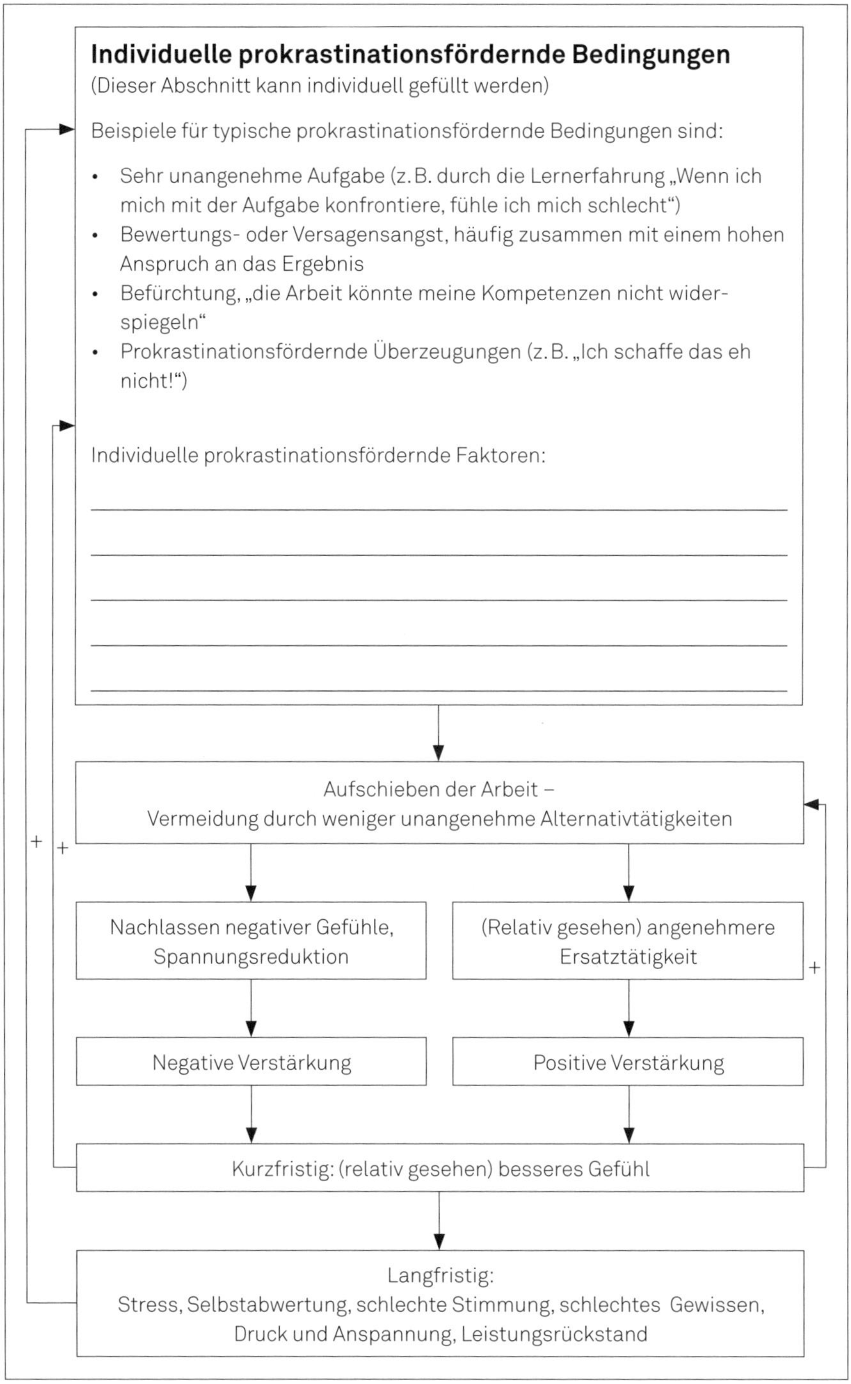

Abbildung 1: Kognitiv-verhaltenspsychologisches Erklärungsmodell für Prokrastination und Aufschieben (Höcker et al., 2021, modifiziert nach Höcker et al.,2013)

Ableitung von Interventionen aus dem Erklärungsmodell

Diese kognitiv-verhaltenspsychologische Konzeptualisierung von Prokrastination erlaubt die Ableitung und Zuordnung von Veränderungszielen und -methoden für die dauerhafte Reduktion des Problemverhaltens. Dazu gehören auf Verhaltensebene das Einüben von Routinen für Beginn und Durchführung von Arbeitsphasen, das Priorisieren und Aufteilen von Arbeitszielen in erreichbare Unterziele, die realistische Planung konkreter Schritte, der kleinschrittige Aufbau effizienter Arbeitszeit sowie ein Bedingungsmanagement durch Veränderung prokrastinationsfördernder Bedingungen und Aufbau günstiger Kontingenzen. Veränderungen auf kognitiver und emotionaler Ebene werden durch kognitive Umstrukturierung und Verhaltensexperimente sowie systematische Auswertung der Erfahrungen angestrebt. Die so erreichten alternativen, positiv verstärkten Erfahrungen erhöhen das Erfolgserleben und die Selbstwirksamkeitserwartung (vgl. Kapitel 4 und 5).

Fallbeispiel: Frau S. (vgl. auch S. 4, 50 und 85 f.) – Entstehung und Aufrechterhaltung

Frau S. berichtet, sie habe schon früher „mehr aufgeschoben als andere". Bereits in der weiterführenden Schule habe sie Hausaufgaben, „wenn überhaupt, oft auf den letzten Drücker" erledigt, dies sei jedoch oft nicht aufgefallen, da ihr das Verstehen und Lernen immer leichtgefallen sei. Auch für Prüfungen habe sie nicht oder erst kurz vorher unter großem Druck gelernt, sodass sie eigentlich „nie gelernt habe, auf längere Sicht zu arbeiten". Auch im Beruf habe sie sich lange Zeit „durchwurschteln können". Es habe zwar immer mal wieder negative Rückmeldungen gegeben, die jedoch nie zu ernsten Konsequenzen führten.

Seit ihrer Beförderung vor einem halben Jahr habe sich ihr Aufschieben jedoch so stark gesteigert, dass sie deswegen immer wieder extrem unter Stress gerate. Das bereits lange Aufschieben, ihre eigenen Ansprüche an ihr Marketingkonzept sowie die von ihr wahrgenommenen Ansprüche der anderen führten zu steigendem Druck und einer steigenden Aversion gegenüber der Arbeit an ihrem Konzept. Für ihre Kollegen sei sie bei Problemen jederzeit ansprechbar. Ihre Hilfsbereitschaft werde in ihrem Team sehr geschätzt, beanspruche sie allerdings zeitlich sehr, sodass sie oft für andere etwas erledige, anstatt an ihren eigenen Aufgaben zu arbeiten.

Folgende aufrechterhaltende Faktoren können in diesem Fallbeispiel benannt werden:

- Mangelnde Entwicklung von Selbststeuerungsfähigkeiten, u. a. durch ungünstige Verstärkerbedingungen, durch ausbleibende Konsequenzen bei Nichteinhaltung von Fristen, aufgrund des Ausgleichens durch

sehr gute kognitive Fähigkeiten (Schule, Ausbildung, Arbeit) und dadurch zudem mangelnde Entwicklung von Frustrationstoleranz.
- Durch die neue Position gestiegene Ansprüche an ihre Arbeit und Selbststeuerungsfähigkeiten (veränderte Verstärkerbedingungen).
- Prokrastinationsfördernde Kognitionen (Blockade durch Ansprüche, „Brauche mehr Zeit am Stück").
- Einfluss kurzfristiger negativer und positiver Verstärkung; langfristige Konsequenzen sind nicht verhaltenssteuernd.
- Aufschieben als gelernte Bewältigungsstrategie zur kurzfristigen Emotionsregulation (Reduktion von Anspannung, Besorgnis, Vermeidung von Tätigkeiten mit hoher „Selbstwertrelevanz").
- Aufschieben fällt kurzfristig nicht auf, während Ansprechbarkeit und großer Einsatz für die Probleme der Kollegen zu sofortiger positiver Verstärkung führen.

2.2 Das Rubikon-Modell der Handlungsphasen

Motivationspsychologische Voraussetzungen

Das Verständnis von Prokrastination als Störung der Selbstregulation kann durch das sogenannte „Rubikon-Modell" der Handlungsphasen (Achtziger & Gollwitzer, 2010; vgl. Abbildung 2 und Karte „Rubikon-Modell der Handlungsphasen" am Ende des Buches) differenziert erweitert werden. Im Modell werden notwendige Komponenten der Bildung und Realisierung von Absichten idealtypisch in vier Phasen mit den jeweiligen Phasenübergängen unterschieden und inhaltlich charakterisiert. Für Klienten ist dieses Modell hilfreich, da es die Phasen einer erfolgreichen Durchführung eines Vorhabens und die notwendigen Voraussetzungen dafür zeigt. Individuelle Probleme der Selbststeuerung und daraus resultierende Ziele und Ansatzpunkte für eine Veränderung können plausibel abgeleitet und den Phasen zugeordnet werden.

Für Prokrastinierende ist vor allem die Initiierung einer beabsichtigten Handlung, also der Einstieg in das Tun – in die Phase III – zentral. Da dieser u.a. durch eine gute Planung, Vorsatzbildung und Handlungsvorbereitung begünstigt wird, interessiert zudem auch die entsprechende Phase II des Modells.

Rubikon als Bild für Schwellenüberschreitung

Die metaphorische Benennung als Rubikon-Modell weist darauf hin, dass eine Person mit dem verbindlichen Entschluss für eine zuvor unverbindliche Handlungstendenz eine kritische, riskante Schwelle überschreitet: so wie Caesar im Jahr 49 v. Chr. beim militärischen Übergang über den Grenzfluss

Rubikon einen unwiderruflichen Schritt tat, der nur die Alternative „Sieg und Macht“ oder „Scheitern und Tod“ – aber kein „Zurück“ mehr – zuließ.

Durch die Entscheidung für ein Handlungsziel entsteht demnach eine motivational neue, ohne psychische Kosten nicht mehr umkehrbare Lage, die nun „volitional“ (d. h. mithilfe von willentlicher Selbststeuerung) bewältigt werden muss. Ein (wiederholtes) Zurückfallen hinter die eigene Absicht bzw. ein Versagen bei der Umsetzung wäre ab hier selbstwertrelevant.

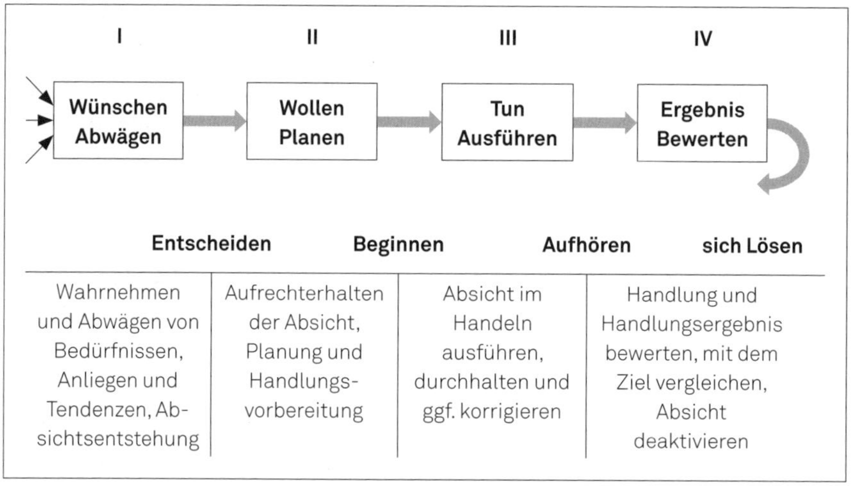

Abbildung 2: Rubikon-Modell – Entstehung und Verwirklichung von Absichten in verschiedenen Handlungsphasen (in Anlehnung an Heckhausen & Gollwitzer, 1987)

Vier Phasen der Handlungssteuerung

Die folgenden Erläuterungen zu den einzelnen Phasen des Modells enthalten jeweils einige Beispielfragen für die Einordnung der individuellen Symptomatik des Klienten.

Phase 1: Wünschen und abwägen

Durch Entschluss wird Handlungstendenz zur Absicht

In diesem ersten, noch unverbindlichen Stadium werden aktuelle Handlungsmöglichkeiten nach Attraktivität und Realisierbarkeit verglichen. Das Ergebnis ist die Entscheidung für eine Handlungstendenz, die damit das „Format“ einer verbindlichen Absicht bekommt. In Bezug auf diese Phase ist zu fragen:

- Hat sich der Klient im Vorfeld für die Durchführung der bisher aufgeschobenen Aufgabe bzw. des Projekts bewusst und freiwillig entschieden?
- Hat er eine feste Absicht gefasst, an die er sich gebunden fühlt?
- Hat die Verwirklichung des Projekts Priorität?

Phase 2: Wollen und planen

Gelegenheitsvorsätze

Nach der Entscheidung für ein Vorhaben ist es in den meisten Fällen nötig, die Absicht und die Entschlossenheit bis zur Umsetzung aufrechtzuerhalten und die Ausführung zu planen. Achtziger und Gollwitzer (2010) beschreiben, wie Absichten, also bloße „Zielintentionen", in die Form sogenannter „Realisierungsintentionen" spezifiziert werden. Letztere werden als „Gelegenheitsvorsätze" bezeichnet, wenn sie neben der Angabe wann genau, wo und wie gehandelt werden soll, auch Bedingungen und Gelegenheiten der Umsetzung in Form konkreter „Wenn-dann-Pläne" enthalten. Dies ist für Prokrastinierende besonders wichtig, denn sie können damit die Absicht aufrechterhalten und sich durch die Planung von machbaren Teilschritten der Handlungsinitiierung annähern:

- Besonders bei komplexen, längerfristigen Aufgaben: Wurde eine realistische zeitliche und inhaltliche Planung entwickelt, die weder zu vage noch zu detailliert oder unflexibel ist?
- Wurden notwendige Teilschritte definiert und in eine Reihenfolge gebracht?
- Wurde die Absicht als „Gelegenheitsvorsatz" konkretisiert und in die persönliche Agenda aufgenommen (wann und wo möchte der Klient beginnen, „wenn ... dann ...", was ist der erste Schritt?)?

Im Fall sehr ausgiebiger Planung ist zu prüfen, ob diese evtl. die unerwünschte Funktion einer aufschiebenden Ersatztätigkeit hat. Vor allem in den Modulen „Pünktlich Beginnen" und „Realistisch Planen" (vgl. Kapitel 4.6 und Kapitel 4.7) wird die Bildung und Realisierung von Gelegenheitsvorsätzen thematisiert und eingeübt.

Phase 3: Tun und ausführen

Die „Kluft zwischen Wollen und Tun" überwinden

Der kritische Punkt für Prokrastinierende ist das Beginnen mit der Ausführung des Vorhabens. Er kann im Rubikon-Modell genau am Übergang von Phase 2 („Wollen, Planen") zu Phase 3 („Tun, Ausführen") lokalisiert werden, d.h. an der sogenannten „intention-action-gap":

- Fokussiert der Klient sich zum vorgenommenen Zeitpunkt auf die Ausführung der geplanten Absicht?
- Kann er den Vorsatz gegenüber aktuell konkurrierenden attraktiveren Ersatztätigkeiten abschirmen? Gibt es prokrastinationsfördernde/erlaubniserteilende Kognitionen?
- Kann er sich zum entscheidenden Zeitpunkt in eine günstige Stimmung versetzen und motivational die Bereitschaft und Energie zum Angehen auch aversiver Teile der Tätigkeit aufbringen?

In dieser Phase ist es wichtig, in Orientierung an der Zielsetzung zügig zu arbeiten und bei auftretenden Schwierigkeiten und Frustrationen trotz Mühe oder Ärger durchzuhalten.

Phase 4: Ergebnis bewerten

Abschließende Bewertung erleichtert Ablösung und Wiederaufnahme

Ob die Handlungsbeendigung eher als frustriertes Aufgeben oder eher als Abschluss einer Teilaufgabe erlebt wird und ob die Ergebnisse eher positiv oder negativ eingeschätzt werden, wirkt sich auf die Erwartungshaltung und die Prokrastinationstendenz gegenüber der später anstehenden Fortsetzung der Arbeit aus.

- Gelingt es dem Klienten zum passenden Zeitpunkt – nicht gerade an einem „Tiefpunkt" – aufzuhören und Teilschritte abzuschließen?
- Wird die Evaluation differenziert und systematisch und an der jeweiligen Zielsetzung orientiert vorgenommen?
- Gelingt es dem Klienten, nach Abschluss einer Arbeitseinheit abzuschalten und sich anderen Tätigkeiten zuzuwenden?

Der ausdrückliche Abschluss einer Arbeitseinheit mit konstruktiver Bewertung des Erreichten und mit kurzer Vorschau auf die nächste Einheit erhöht die Zufriedenheit und erleichtert die innere Ablösung von der Aufgabe und damit die nötige Erholung.

Volitionale Kompetenzen

Über alle Prozessphasen hinweg sind für den Erfolg der Absichtsrealisierung und für die Überwindung der Prokrastinationstendenz motivationale und volitionale Kompetenzen wichtig. Diese sollten daher besonders beachtet und ggf. gefördert werden:

- *Handlungskontrolle:* Handlungsorientierung, d.h. Absichten pragmatisch, zügig und aktiv verfolgen; Handlungsziele bei der Planung und Ausführung von Tätigkeiten sowie bei der Verarbeitung von Misserfolgen im Blick behalten.
- *Aufmerksamkeitskontrolle:* je nach Anforderung das Aufmerksamkeitsfeld erweitern oder fokussiert beschränken, Unwichtiges ausblenden, Konzentration auch bei Schwierigkeiten aufrechterhalten.
- *Emotionskontrolle:* positive Emotionen, wie Freude und Zuversicht, aktiv erzeugen und steigern; negative, wie Unlust oder Versagensangst, aktiv dämpfen und ausblenden.
- *Volitionskontrolle:* die Absicht bis zum Abschluss aufrechterhalten und gegenüber konkurrierenden Handlungspräferenzen abschirmen; ausreichende Energie für nötige Anstrengung und Überwindung von Widerwillen aufbringen.
- *Kognitive Kontrolle:* die Gedanken inhaltlich auf die Absichtsbildung und -realisierung ausrichten, sich zwischendurch wiederholt das Ziel und den eigenen Stand im Prozess bewusstmachen („self-monitoring"), zeitliche Rahmenbedingungen im Blick behalten.

2.3 Stellenwert und Einsatz der beiden Modelle im diagnostisch-therapeutischen Prozess

Beide Modelle ergänzen sich

Im Therapieprozess ist die Heranziehung beider Modelle bei der Erklärung und Veränderungsplanung von Prokrastination nützlich. Das kognitiv-verhaltenspsychologische Erklärungsmodell für Prokrastination verdeutlicht die Funktionalität des Aufschiebens als kurzfristig verstärkte Flucht- und Vermeidungsstrategie mit längerfristig nachteiligen Folgen. Es dient am Ende der diagnostischen Phase dazu, mit dem Klienten ein Verständnis für die Entwicklung und Aufrechterhaltung seiner Prokrastination zu entwickeln und individuelle kognitive und emotionale Faktoren, Faktoren der Lerngeschichte und zentrale Glaubenssätze zu berücksichtigen. Verhaltensanalysen problemtypischer Situationen, welche die individuellen kognitiven und emotionalen Faktoren erfassen, lassen sich damit prägnant zusammenfassen. So wird mit dem Klienten sein individuelles Störungsmodell erarbeitet. Auf dieser Basis können Veränderungsziele und -methoden systematisch abgeleitet werden (vgl. Kapitel 3.6). Falls das Erklärungsmodell um weitere prädisponierende und auslösende Faktoren der persönlichen Lerngeschichte erweitert werden soll, bieten sich weitere grafische Vorlagen aus Höcker et al. (2017) oder aus Bartling, Echelmeyer und Engberding (2016) an.

Das deskriptive Rubikon-Modell der Handlungsphasen veranschaulicht darüber hinaus die motivationalen und volitionalen Voraussetzungen einer zügigen, erfolgreichen Absichtsbildung und -realisierung. Mit dem Klienten können seine Stärken und Schwächen in den einzelnen Handlungsphasen und seine Handlungskontrollkompetenzen analysiert und spezifische Veränderungsziele abgeleitet werden. Ein Rückgriff auf dieses Modell ist deshalb im Therapieprozess beim Übergang von der Diagnostik zur Veränderungsarbeit sinnvoll, um zunächst die Selbststeuerungsdefizite des Klienten in den Handlungsphasen zu verorten und anschließend die jeweils entsprechenden Veränderungsziele und Behandlungsmodule abzuleiten. Das Rubikon-Modell kann aber auch – z. B. in Gruppentrainings – knapper lediglich für die Einführung und Erläuterung der Interventionsmodule genutzt werden. Die Besprechung erzeugt beim Klienten ein Verständnis dafür, dass die Umsetzung von „guten Vorsätzen" nicht selbstverständlich ist, sondern dass dafür bestimmte motivationale und volitionale Voraussetzungen erfüllt sein müssen.

3 Diagnostik und Indikation

3.1 Diagnostischer Ablauf

In diesem Kapitel beschreiben wir ein bewährtes Standardvorgehen von der ersten Orientierung über die Symptomatik, (Differenzial-)Diagnose, Indikationsentscheidung bis hin zur Problemstellung, Verhaltensanalyse und Zielbestimmung. Dabei kommen Fragebögen, Arbeitsmaterialien zur Exploration und Selbstbeobachtungsbögen zum Einsatz.

Übersicht über den diagnostischen Ablauf

- Fragebogen-Diagnostik
- Exploration und Problemstellung
- Differenzialdiagnostik (vgl. Kapitel 1.4)
- Selbstbeobachtung
- Verhaltensanalyse
- Erarbeitung des individuellen Erklärungsmodells
- Zielbestimmung und Therapieplanung
- Auswahl eines konkreten Arbeitsprojekts

3.2 Fragebögen

Die hier vorgestellten Instrumente wurden unter dem Aspekt verschiedener, in der Praxis vorkommender diagnostischer Fragestellungen ausgewählt: Mit dem DKP-FB erfolgt die Einschätzung, ob die Forschungskriterien für Prokrastination erfüllt sind. Der APROF als Trait-Maß erfasst die Stärke der habituellen Prokrastinationstendenz, und der APSI als State-Maß der aktuellen Prokrastination eignet sich für die Veränderungsmessung von Interventionseffekten. Auf weitere Fragebögen wird in Kapitel 3.2.3 eingegangen.

3.2.1 Fragebogen zu den diagnostischen (Forschungs-) Kriterien für Prokrastination (DKP-FB)

Abfrage der Forschungskriterien

Der DKP-Fragebogen (vgl. Anhang, S. 95) dient der kategorialen Diagnostik, also der Einschätzung, ob das Aufschiebeverhalten einer Person ein behandlungsbedürftiges Ausmaß erreicht. Das Instrument beruht auf den diagnostischen Forschungskriterien für Prokrastination (= DKP). Er erfasst mit neun Items die Ausprägung der Kernsymptome von Prokrastination. Die dem Fragebogen zugrunde liegenden Kriterien basieren auf unserer Forschung und sind nach dem Vorbild des Diagnostic and Statistical Manual of Mental Disorders (DSM-5; American Psychiatric Association, 2013) formuliert und daher aufgeteilt in A-, B- und C-Kriterien, sowie ein Ausschlusskriterium D. Sowohl das A-Kriterium als auch das B-Kriterium müssen immer erfüllt sein. Zusätzlich müssen mindestens drei der sechs C-Kriterien erfüllt sein. Mit dem Ausschlusskriterium D ist fachdiagnostisch zu prüfen, ob die Symptome nicht besser durch eine andere Störung auf Achse I oder II erklärt werden. Der Fragebogen ist mit der Anleitung im Anhang leicht auszuwerten (vgl. „Auswertung DKP-FB und APROF" auf S. 99f.).

3.2.2 Allgemeiner Prokrastinationsfragebogen (APROF)

Stärke des Aufschiebens

Der APROF dient der dimensionalen Diagnostik der Stärke des Aufschiebens im letzten halben Jahr (Trait-Prokrastination). Skala 1 „Prokrastination" erfasst mit 7 Items die Prokrastinationstendenz. Zusätzlich wird mit Skala 2 „Aufgabenaversivität (6 Items) die Stärke unangenehmer Gefühle gegenüber der Erledigung wichtiger Aufgaben erfragt und mit Skala 3 „Alternativenpräferenz" die Bereitschaft, weniger wichtige Tätigkeiten vorzuziehen (5 Items). Beide letztgenannte Aspekte sind für die Wahl der Methoden zur Reduktion der Prokrastination besonders informativ. Bedingt durch die inhaltliche Nähe dieser verschiedenen Aspekte von Prokrastination korrelieren die drei Skalen miteinander ($.45 \leq r \leq .77$). Die Entwicklung des Instruments ist in Höcker et al. (2017) beschrieben. Eine Kopiervorlage des Fragebogens (vgl. S. 97) sowie eine Auswertungsanleitung finden sich im Anhang (vgl. „Auswertung DKP-FB und APROF" auf S. 99).

3.2.3 Weitere Fragebögen

In deutscher Sprache sind diverse weitere Fragebögen zur Erfassung von Prokrastinationstendenzen verfügbar. Hier sollen nur beispielhaft drei weitere genannt werden. Für eine ausführliche Darstellung sowie die Fragebögen und Auswertungshinweise für APSI+ und APS siehe Höcker et al. (2017).

Academic Procrastination State Inventory (APSI+). Der APSI (Schouwenburg, 1995) in der deutschen Version von Helmke und Schrader (2000), erhebt das Prokrastinationsverhalten in den letzten sieben Tagen (State-Prokrastination) und eignet sich dadurch gut zur Messung von Interventionseffekten. 23 Items erfassen die Häufigkeit von Verhaltensweisen und Gedanken auf fünf Stufen (1 = niemals; 5 = immer). Der APSI+ wurde gegenüber der Originalversion von uns so verändert, dass jetzt statt „Lernen" der Begriff „Arbeiten" verwendet wird. Zusätzlich wurde er um drei Items erweitert. Die Items sind drei faktorenanalytisch bestätigten Skalen zugeordnet: State-Prokrastination, Angst/Unsicherheit und Abneigung (Opitz, 2004).

Aitken Procrastination Scale (APS). Von Helmke und Schrader (2000) wurde neben dem APSI auch die Aitken Procrastination Scale (APS; Aitken, 1982) übersetzt. Dieser Fragebogen erfasst habituelles Aufschieben ganz ohne Vorgabe eines Zeitfensters (Trait-Prokrastination). Die 19 fünfstufigen Items (0 = trifft gar nicht zu; 4 = trifft genau zu) erfassen drei Bereiche: Aufschieben, mangelnde Vorausschau und Unpünktlichkeit.

General Procrastination Scale (GPS) und Kurzform (GPS-K). Aus den 20 Items der „General Procrastination Scale" von Lay (1986) extrahierten Klingsieck und Fries (2012) die eindimensionale Kurzform GPS-K. Die Konstruktionsschritte wurden mit studentischen Stichproben durchgeführt. Die Items beinhalten allgemein formulierte Aussagen zum Aufschieben, deren Zutreffen auf einer vierstufigen Skala beurteilt wird (1 = sehr untypisch; 4 = sehr typisch).

3.3 Exploration und Problemstellung

Wenn Prokrastination frühzeitig als Symptomatik erkannt wird, kann die diagnostisch-therapeutische Arbeit direkt gezielt daran ansetzen. Aber auch wenn Klienten Prokrastination nicht von sich aus als Problem angeben, kann sie behandlungsrelevant sein. In einer Erhebung zu Behandlungsanliegen in einer in 12 Monaten erfassten Patientenstichprobe der Hochschulambulanz der Universität Münster (n = 269) wurden nach DKP zwar 25 % (!) von ihnen als extreme Prokrastinierende eingestuft, aber nur die Hälfte dieser 25 % – der auch in ihrer Gesamtsymptomatik deutlich höher belasteten Patientengruppe – benannte eigeninitiativ Prokrastination als Behandlungsanliegen (Engberding, Höcker & Rist, 2017). So kann das Erkennen extremen Aufschiebens eventuell erst später im Verlauf der Behandlung relevant werden, z. B. wenn Prokrastination die Behandlung dadurch behindert, dass wichtige Therapieaufgaben wiederholt nicht umgesetzt werden.

Prokrastinations-Screening

Zu Beginn von Therapien kann sich daher – etwa als Zusatzfrage zum SCID-5-CV-Screening – ein kurzes Screening auf Prokrastination lohnen, z. B. mit folgenden Fragen:

- Schieben Sie sehr häufig und extrem wichtige Tätigkeiten über den passenden Zeitpunkt hinaus auf, obwohl Ihnen eigentlich Zeit dafür zur Verfügung steht?
- Wenn ja, leiden Sie unter Ihrem Aufschiebeverhalten?
- Beeinträchtigt Ihr Aufschiebeverhalten das Erreichen Ihrer persönlichen Ziele in starkem Ausmaß?

Wenn sich nach Bejahung dieser Fragen in der weiterführenden diagnostischen Klärung, z. B. auch durch den DKP-FB, Prokrastination als problematisch herausstellt, sollten als Nächstes Entwicklung, individuelle Rahmenbedingungen, Umfang und Schweregrad sowie die spezifische Veränderungsmotivation erhoben werden.

Allgemeine Orientierung

In der allgemeinen Orientierung über die Problematik und die soziale, berufliche und materielle Lebenssituation des Klienten zu Therapiebeginn sollten beim Vorliegen von Prokrastination Informationen über Merkmale und Hintergrund mithilfe folgender Punkte erfasst werden (vgl. auch die Karte „Prokrastination: Erste Orientierung und Differenzialdiagnostik" am Ende des Buches):

Prokrastination: Erste Orientierung über die Problematik

- Beginn, Dauer und gegenwärtiges Ausmaß
- Aktueller Anlass, eine Behandlung zu beginnen
- Anstehende wichtige Projekte, Fristen
- In welchen Bereichen (beruflich und privat)/bei welchen Tätigkeiten wird prokrastiniert, in welchen nicht?
- Gab es Zeiten, in denen Prokrastination nicht oder weniger auftrat? Was war anders?
- Bisherige Bewältigungsversuche?
- Schulischer Werdegang: Leistungsniveau (z. B. Abiturnote), im Vergleich zu Mitschülern, dazu erforderliche Anstrengungen
- Ausbildungsabbrüche und -abschlüsse
- Berufliche Entwicklung: Berufsziele und -stationen, aktueller Stand
- Aktuelle Ausbildungs- bzw. Beschäftigungssituation: Anforderungen, finanzielle Lage, soziale Bedingungen
- Interaktionelle Probleme aufgrund des Aufschiebens? Reaktionen Beteiligter?
- Aktuelle Lebens- und Wohnsituation, Familie, Partnerschaft
- Arbeitszeit-Freizeit-Verteilung
- Erwartungen an die Behandlung

Auf der Karte „Prokrastination: Erste Orientierung und Differenzialdiagnostik" finden sich zudem kurze Hinweise zur Differenzialdiagnostik (für detailliertere Ausführungen vgl. Kapitel 1.4). Auch der Einsatz des „Fragebogens zu Ausbildung und Beruf" ermöglicht zusätzlich eine gute Orientierung (vgl. hierzu Höcker et al., 2017, S. 162ff.).

Exploration der Problemstellung

Voraussetzung für einen strukturierten therapeutischen Problemlöseprozess ist es, die spezifische Problemstellung zu eruieren (Bartling et al., 2016). Im Gespräch und eventuell auch weiterführend als Hausaufgabe werden die Diskrepanzen zwischen persönlichem Ist- und Sollzustand sowie die Hindernisse für die Zielerreichung für relevante Bereiche des Aufschiebens und der Aufgabenbewältigung mit folgenden Leitfragen erhoben:

- *Ist:* Ich bin unzufrieden damit, dass ich ...
- *Soll:* Ich möchte erreichen, dass ich ...
- *Barriere:* Ich hindere mich dadurch, dass ich ...

Die Definition der Problemstellung mithilfe dieser Leitfragen kann im Anschluss als Hausaufgabe vom Klienten eigenständig weitergeführt und im Verlauf der Behandlung auch bei Bedarf ergänzt werden. Sie stellt den Ausgangspunkt für den anschließenden diagnostischen und therapeutischen Prozess dar.

3.4 Selbstbeobachtung

Die zeitnahe und möglichst konkrete Selbstbeobachtung des problemtypischen Verhaltens dient der realistischen Bestandsaufnahme und im weiteren Verlauf dem individuellen Feedback und der Erfolgskontrolle. Häufig werden Wochen- oder Tages-Stundenpläne als Protokollvorlage eingesetzt. Wenn für die Stunden eines Tages zwei Spalten vorgegeben werden, können Plan und tatsächliche Aktivität gegenübergestellt werden oder die jeweilige Aktivität kann in der zweiten Spalte direkt bewertet oder kategorisiert (z.B. Arbeit/Freizeit) werden. Allein durch systematische Selbstbeobachtung verringert sich Prokrastination bereits signifikant. Auch wird durch die Protokollierung die Aufmerksamkeit auf erfolgreich erledigte Aufgaben und positive Veränderungen gelenkt. Das motiviert und sorgt für eine Verstärkung der funktionalen Aspekte des Arbeitsverhaltens.

Für regelmäßige Selbstbeobachtung bei Prokrastination wurde das „Münsteraner Arbeitstagebuch" entwickelt (vgl. Höcker et al., 2017, 2021), wir empfehlen die Protokollierung jeweils möglichst direkt nach der Beendigung der Arbeitseinheit. Die Selbstbeobachtung kann auch auf einem selbsterstellten Protokollbogen erfolgen (nähere Hinweise dazu vgl. Kasten und Kapitel 4). Sie dient nicht nur als Basis für die Diagnostik und die Auswahl passender Situationen für die Verhaltens- und Bedingungsanalyse, sondern auch als Basis für die Behandlung bzw. Beratung. Für die Durchführung des Moduls „Arbeitszeitrestriktion" (vgl. Kapitel 4.4) ist die Protokollierung in einer Baselinewoche vor Einführung der Methode und im Verlauf der Arbeitszeitrestriktion Voraussetzung für das Funktionieren der Methode. Wir empfehlen eine durchgängige Protokollierung auch an Tagen, an denen keine Arbeitseinheit stattfand. Die enthaltene Sprungregel erleichtert die Protokollierung, sodass keine unnötigen Fragen beantwortet werden müssen.

Münsteraner Arbeitstagebuch

Im *Münsteraner Arbeitstagebuch* werden folgende Variablen erfasst:
- Arbeitsplanung für den aktuellen Tag, ja oder nein?

Wenn ja: von wann bis wann genau? Wenn nein: springe direkt zur Planung der nächsten Arbeitseinheit!
- Tatsächliche Durchführung der Arbeitseinheit(en).
- Pünktlichkeit des Arbeitsbeginns (bzw. Aufschiebedauer).
- Zufriedenheit mit Pünktlichkeit, Durchhalten, Ergebnis und Konzentration während der Arbeitseinheit.
- „Prozent geschafft": bewältigter Anteil des vorgenommenen Arbeitspensums in %.
- Unterbrechungen und Unterlassungen, Vermeidbarkeit, Art der Ersatztätigkeiten.

Planung der nächsten Arbeitseinheit.

Mit der Selbstbeobachtung sollen die Klienten möglichst früh, spätestens aber in der Woche vor der ersten Intervention, beginnen: Es hilft Therapeuten und Klienten, nicht nur die Schwierigkeiten, sondern auch die Fortschritte über den Behandlungsverlauf hinweg festzustellen, und hat so eine ermutigende und differenziell verstärkende Wirkung.

3.5 Verhaltens- und Bedingungsanalyse

Merke

Die Verhaltens- und Bedingungsanalyse dient der Identifikation der aufrechterhaltenden Bedingungen und ist daher wichtig für die Behandlungsplanung und die Ableitung der verwendeten Methoden.

Im folgenden Abschnitt erläutern wir das praktische Vorgehen bei der Verhaltensanalyse problemtypischer Beispielsituationen nach dem Modell von Bartling et al. (2016). Dabei werden auch die kognitiven und emotionalen Elemente der Arbeitsvermeidung und der Suche nach Alternativtätigkeiten betrachtet. Als Einstieg in die Verhaltensanalyse sind die im Kasten und im Arbeitsblatt „Arbeitsfragen zur individuellen Prokrastinationsanalyse" (vgl. Anhang, S. 107) zusammengestellten Fragen hilfreich.

Arbeitsfragen zur individuellen Problemanalyse

- Was/Welche Aufgaben schiebe ich auf?
- Wie/mit welchen Ersatztätigkeiten?
- Mit welchen (inneren und äußeren) Rechtfertigungen und Ausreden?
- Mit welchen Gefühlen und Empfindungen?
- Wie lange?
- Mit welchen positiven und negativen Konsequenzen?

Darüber hinaus sollten allgemeine Informationen zur Häufigkeit des Aufschiebens, zu typischen Situationen und Ausnahmen sowie zu bisherigen Bewältigungsversuchen erhoben werden.

Welche Beispielsituationen passen?

An die ersten Selbstbeobachtungen und die vertiefende Exploration der DKP-Antworten des Klienten schließen sich Verhaltensanalysen an: Sie richten sich auf konkrete Situationsbeispiele mit problemtypischem Aufschieben. Wenn ein Klient sich bereits Zeitpunkte für die Umsetzung seiner Absicht vornimmt, die er aber nicht einhält, ist die Identifizierung einer konkreten Problemsituation für die Verhaltensanalyse leicht. Wenn jedoch bisher noch keine konkreten Vorsätze (z.B. „Morgen um 10 Uhr fange ich damit an, die Unterlagen zu sortieren.") gebildet wurden und der Plan noch ziemlich unbestimmt ist (z.B. „Ich müsste eigentlich bald mal die Präsentation vorbereiten ..."), fällt die Auswahl einer konkreten „Vermeidungssituation" für die Verhaltensanalyse schwerer. Hier kann es hilfreich sein, zunächst das bisherige „Schicksal" der betreffenden Absicht seit dem Entschluss dazu zu verfolgen. Entsprechend kann sich eine zu analysierende Beispielsituation auch auf das Ausblenden oder „Verlieren" der Absicht bzw. auf das Vermeiden der Konfrontation mit der Aufgabe beziehen. Im Rubikon-Modell (vgl. Abbildung 2 sowie die Karte „Rubikon-Modell der Handlungsphasen" am Ende des Buches) ist dann zu verorten, wo der Klient „steckengeblieben" ist und welche Voraussetzungen für das Beginnen noch fehlen.

Komponenten der Verhaltensanalyse von Prokrastination

- *Situation:* Vorausgehende Bedingungen (extern und motivational): Lust-Unlust, Klarheit der Absicht, Ernsthaftigkeit des Vorsatzes, Aufgabentyp und Wichtigkeit der Aufgabe, Gelegenheitsdefinition, Qualität der Planung und Handlungsvorbereitung, Anreize, Kontextbedingungen, zeitlicher und sozialer Rahmen, evtl. Deadline etc.

- *Innere Verarbeitung (O-Variable):* Demotivierende oder erlaubniserteilende Gedanken, Bagatellisierung des nötigen Aufwandes oder Bagatellisierung der Folgen des Aufschiebens, mit der Arbeit verbundene Erfahrungen und Emotionen, Frustrationstoleranz, Müdigkeit, Konzentrationsspanne, Widerwille oder Unsicherheit gegenüber der Aufgabe, spezifische Kompetenzen und Selbstwirksamkeitserwartung, Perfektionsansprüche, Versagensangst, konkurrierende Handlungstendenzen, Misserfolgserwartungen, ungünstige Lernerfahrungen und dabei erworbene Grundüberzeugungen etc.
- *Verhalten (Reaktion):* Aufschieben und ablenkende Beschäftigung, erlebte Qualität der Ersatztätigkeiten, Ausblenden der Absicht oder begleitendes, schleichendes Unbehagen, Gedanken an die aufgeschobene Tätigkeit etc.
- *Konsequenzen kurzfristig:* Vermeidung unangenehmer Gefühle, Vermeidung von Anstrengung und aversiver Tätigkeit, negative Verstärkung durch Spannungsreduktion, evtl. positive Verstärkung durch angenehmere Gefühle durch erfolgreiche Ersatztätigkeiten, jedoch in der Regel kein wirklicher Freizeitgenuss, vorgenommene Aufgabe bleibt unerledigt etc.
- *Konsequenzen langfristig:* Wachsender Leistungsrückstand, Arbeitsstau, Zeitdruck und Stress, Angst steigert sich, erhöhtes Misserfolgsrisiko, Aversion gegenüber der Aufgabe wächst, Schuld- und Schamgefühle, negatives Selbstkonzept, soziale Einbußen, schulische und berufliche Nachteile, reduzierte Selbstwirksamkeitserwartung etc.

Fazit: Aufschieben wird durch vorausgehende und nachfolgende Bedingungen gesteuert und aufrechterhalten. Wie bei Problemen der Selbstkontrolle generell werden der beabsichtigten Tätigkeit kurzfristig angenehmere bzw. weniger aversive Tätigkeiten vorgezogen – mit kurzfristig positiven und langfristig negativen Folgen (vgl. auch Karte „Kognitiv-verhaltenspsychologisches Erklärungsmodell für Prokrastination" am Ende des Buches).

Analyse von Vermeidungsverhalten

Methodisch ist zu beachten, dass die Analyse von Vermeidung und Verhaltensdefiziten sich nicht einfach auf die bevorzugte, für sich betrachtet ja nicht problematische Ersatztätigkeit beschränkt. Das Hauptproblem – nämlich das negativ verstärkte Aufschieben der eigentlich beabsichtigten Tätigkeit – sollte in einer Verhaltenskette immer explizit benannt werden.

Beispiel

Surfen im Internet ist für sich genommen als positiv verstärkte Zerstreuung verhaltensanalytisch zunächst banal und uninteressant. In der Prokrastinationsanalyse erscheint es allerdings in der Funktion einer konkurrierenden und attraktiveren Alternativtätigkeit, mit der das Beginnen der eigentlich geplanten aversiveren Tätigkeit (z.B. Erstellen eines Berichts) aufgeschoben wird. Durch die Vermeidung der unangenehmen Anstrengung sowie das Nachlassen der mit der Aufgabe verbundenen Gefühle wie beispielsweise Anspannung oder Widerwillen wird das Aufschieben zusätzlich kurzfristig negativ verstärkt.

Analyse von Verhaltensdefiziten

Wie oben bereits erwähnt, ist bei der Suche nach verhaltenssteuernden Bedingungen des Aufschiebens neben der genannten Vermeidungsfunktion auch die Betrachtung von Prokrastination als Verhaltensdefizit interessant. Denn bei der „Nicht-Ausführung einer angestrebten Tätigkeit" stellt sich im Sinne des Rubikon-Modells die Frage, ob überhaupt ausreichende Bedingungen für die Ausführung erfüllt sind. In der Auswertung von Beispielen kann dem Klienten verdeutlicht werden, dass es zielführend ist, die identifizierten fehlenden inneren und äußeren Voraussetzungen zu schaffen.

Verhaltensanalyse positiver Erfahrungen

Die Defizit-Analyse fehlender Bedingungen sollte in jedem Fall ergänzt werden durch die Einbeziehung und Auswertung von positiven Gegenerfahrungen, also von Situationen, in denen es erfolgreich gelang, persönliche Vorhaben und auch unangenehme Aufgaben aktiv und rechtzeitig anzugehen und dabei länger durchzuhalten. Betont werden sollten hier die bereits vorhandenen Ressourcen.

Hilfsfragen für den Klienten

Um bei Klienten das Verständnis für eigene Selbstregulationsprozesse und -bedingungen in Prokrastinationssituationen zu erhöhen, können sie angeleitet werden, zwischen den Sitzungen selbstständig Verhaltensanalysen durchzuführen, zum Beispiel mit folgenden einfachen Hilfsfragen:

Hilfsfragen zur Verhaltensanalyse

1. Wie sah die Situation/Aufgabe/der Vorsatz aus? Ort und Zeit? Gab es Zeitdruck? Wer war ggf. dabei? Wie war mein Befinden im Vorfeld?
2. Voreinstellung: Worauf habe ich geachtet? Was habe ich erwartet oder befürchtet? Was war mir wichtig? Inwieweit war ich auf meine gewünschte Tätigkeit vorbereitet und eingestellt (Entschluss, Plan, innere Ausrichtung)?
3. Was habe ich in der Situation gefühlt, körperlich empfunden, gedacht, getan? Wenn ich die eigentlich angestrebte Handlung aufgeschoben habe, was habe ich stattdessen gemacht?
4. Was ist dabei herausgekommen? Was waren die Folgen (gute und schlechte) meiner Reaktion unmittelbar und später? Was habe ich mir erspart?
5. Was hätte ich im Nachhinein in dieser Situation gerne anders gemacht? Und was hätte ich dafür gebraucht?

Durch gezielte Exploration und durch vergleichende Auswertung verschiedener Situationsbeispiele können ungünstige prokrastinationsbezogene und demotivierende Gedanken und Überzeugungen für das individuelle Störungsmodell und für das später evtl. folgende kognitive Behandlungsmodul (vgl. Kapitel 4.3) herausgearbeitet werden (z. B. *„Ich muss zu Beginn einer Arbeit erst in der richtigen Stimmung sein!"*, *„Das ist alles viel zu schwierig; ich werde es eh nicht schaffen!"*).

Kognitions- und Motivationsanalyse

Die differenzierte Motivationsanalyse richtet sich auf die Bedeutung der Problematik für den Alltag des Klienten und auf seine aktuelle Veränderungsmotivation. In diesem Zusammenhang muss die persönliche Identifizierung mit den infrage stehenden Zielen und Aufgaben sichergestellt werden, damit eine Behandlung sinnvoll möglich ist.

Auch ist zu fragen, welche Priorität die aufgeschobenen Aufgaben im Leben des Klienten haben und in welchem Verhältnis sie zu vorherrschenden Ansprüchen und Motiven (z. B. Hedonismus, Anerkennung, Leistung, sozialer Anschluss, Status) stehen.

Analyse der Problementwicklung

Zur Erfassung der biografischen und lerngeschichtlichen Problementwicklung wurden in Kapitel 2 und Kapitel 3.3 bereits einige Anregungen gegeben. Die genauere Betrachtung familiärer, schulischer und sonstiger Bedingungen für die Entwicklung ausgeprägter Prokrastination kann zum Verständnis beitragen. Insbesondere interessieren hier folgende Erfahrungen:

- Lernen von Selbstregulation und Frustrationstoleranz,
- kaum oder sehr viel Anstrengung bzw. Mühe beim Lernen in der Schulzeit nötig,
- extrem hohe oder fehlende Leistungsansprüche,
- übermäßige Förderung oder Desinteresse und Vernachlässigung,
- Perfektionismus, strenge Kontrolle oder (zu) wohlwollende Großzügigkeit,
- Unterstützung und Ermutigung oder Verunsicherung und Abwertung,
- Veränderungen der Symptomatik im Zeitverlauf und ihre Bedingungen.

Nicht zu vergessen ist an dieser Stelle, dass anhaltende Dauer und Häufigkeit von immer wieder negativ verstärkter Prokrastination diese Tendenz zu einer Gewohnheit ausgebildet haben. In typischen Entwicklungen steigern sich Angst und Widerwillen gegenüber den kritischen Aufgaben, im Gegenzug nehmen Glaubwürdigkeit und Verbindlichkeit immer wieder neu gefasster und doch nicht eingehaltener Vorsätze ab. Die gravierenden Folgen für psychische Befindlichkeit, Selbstkonzept und Beziehungsprobleme der Betroffenen wirken auf die Problematik zurück und verschärfen diese zunehmend (vgl. Abbildung 1).

3.6 Zielbestimmung und Therapieplanung, Kassenantrag und Gutachterbericht

Interventionsbeginn unter Druck

Klienten mit extremem, chronischem Aufschieben zögern aufgrund ihrer Symptomatik meist auch eine Anmeldung zu einer Behandlung so lange hinaus, bis sich Zeitdruck und Überforderungserleben schon stark zugespitzt haben. Hier sollte der Therapeut aufpassen, nicht der Versuchung einer „Feuerwehr-Rettung" mit direkten Problemlösungen zu erliegen: In der Regel reicht das Angebot eiliger, nur kurzfristig wirksamer Notlösungen für eine verfahrene Situation nicht aus – auch wenn sie in existenzbedrohlichen Situationen manchmal zunächst unumgänglich sind. Für eine nachhaltig wirksame Veränderung sind eine diagnostische Abklärung und systematisches Vorgehen unverzichtbar.

Besprechung des individuellen Störungsmodells

Die Ergebnisse der Diagnostik und der Problem- und Verhaltensanalyse werden zusammengefasst und dem Klienten zurückgemeldet. Auf dieser Basis sollte gemeinsam ein individuelles Modell zur Entwicklung, Auslösung und Aufrechterhaltung seiner Problematik erarbeitet werden (vgl. Bartling et al., 2016). Als Vorlage dazu dient das Kognitiv-verhaltenspsychologische Erklärungsmodell für Prokrastination, welches an die individuellen Bedingungen des Klienten angepasst wird (vgl. Kapitel 2.1, Abbildung 1 sowie die korrespondierende Karte am Ende des Buches). In das Modell können die persönlichen Bedingungen und Reaktionen des Klienten – im Idealfall von ihm selbst – eingetragen und durch biografische Faktoren ergänzt werden.

Gemeinsame Ableitung von Zielen

Das erarbeitete individuelle Erklärungsmodell sollte im Verlauf immer wieder als Grundlage für die Ableitung der Veränderungsziele und des Therapierationals herangezogen werden. Die in der Problemstellung bereits gesammelten Ziele können anhand der Ergebnisse der Problemanalyse ergänzt, konkretisiert und in eine zeitliche Ordnung gebracht werden. Inhaltlich bietet sich jeweils die positive Umformulierung der konstatierten Defizite an:

> **Beispiel**
>
> Zum Beispiel sind rechtzeitiges Beginnen und regelmäßige Arbeitsgewohnheiten das Gegenteil von Aufschieben, realistische Planung das Gegenteil von unklaren Vornahmen und überhöhten Ansprüchen, welche immer wieder zu Demoralisierung führen, und die effektive Nutzung der zur Verfügung stehenden Zeit ist das Gegenteil von „Zeitvergeudung" durch aufschiebende Ersatztätigkeiten.

Wie das Rubikon-Modell der Handlungsphasen (vgl. Kapitel 2.2 und Abbildung 2) für die detaillierte Analyse der Störung und die Behandlungsplanung praktisch genutzt werden kann, wurde oben ausgeführt. Der Therapeut sollte beachten, dass nicht die Erledigung einer drängenden Arbeit oder das Bestehen einer Prüfung an sich das eigentliche Therapieziel ist, dies wäre auch nicht Aufgabe der gesundheitlichen Versorgung. Vielmehr werden die Verbesserung der Selbststeuerungsfähigkeiten und der Aufbau von effektiven Arbeitsgewohnheiten und Frustrationstoleranz angestrebt. Weitere zentrale Therapieziele sind häufig eine sinnvolle Tagesstrukturierung, Balance zwischen Arbeit und Erholung mit ungetrübtem Freizeiterleben, Stimmungsstabilisierung und -verbesserung, Reduktion von Schuldgefühlen und Selbstabwertung sowie die Entwicklung von Selbstwirksamkeitserleben.

Ziel ist die Verbesserung der Selbststeuerungsfähigkeit

Orientiert an verhaltenstherapeutischen Prinzipien sollten die Selbststeuerungskompetenzen in einem systematischen Verhaltensaufbau entwickelt und trainiert werden. Um sich in Therapie und Beratung nicht auf die bloße theoretische Erörterung möglicher Veränderungen zu beschränken, geschieht dies immer anhand eines konkreten Beispielprojekts. Der Klient sollte sich ein aktuelles, persönlich relevantes Vorhaben als Trainingsprojekt auswählen, anhand dessen er die Methoden erprobt und einübt. So gelingt es, sich auf definierte Schritte zu konzentrieren und der naheliegenden Versuchung zu widerstehen, unter Druck zu viele verschiedene Probleme gleichzeitig und dann nur oberflächlich zu bearbeiten.

Trainiert wird anhand eines Beispielprojekts

Wenn im Therapieplan des Gutachterberichts für den Kassenantrag die Behandlung der Prokrastination explizit vorgesehen ist, so kann dies bereits in der Formulierung der Diagnose angesteuert werden, beispielsweise durch die Wortwahl „Mittelgradige depressive Episode, vor dem Hintergrund einer tiefgreifenden Arbeitsstörung (Prokrastination)“. Wichtig wäre in diesem Fall die sorgfältige Verhaltensanalyse und die Darstellung der Prokrastination als auslösende oder aufrechterhaltende Bedingung für die depressiven Episoden, oder die explizite Benennung von Prokrastination als wiederholtem Auslösefaktor für rezidivierende depressive Phasen (oft vermittelt über Selbstabwertung aufgrund des Aufschiebens).

Kassenantrag und Gutachterbericht

Zur Zielerreichung einzusetzende Methoden und Methodenkombinationen inklusive zeitlicher Gestaltungsmöglichkeiten werden im Kapitel 4 ausführlich dargestellt. Zu Beginn werden nach einer allgemeinen Einführung in den Behandlungsaufbau Hinweise für differenzielle Indikationsentscheidungen bezüglich der Methodenauswahl gegeben.

4 Behandlung

Im Folgenden stellen wir vor allem Interventionen aus unserem kognitiv-verhaltenstherapeutischen Behandlungs- und Beratungskonzept vor. Diese haben wir auf der Basis der oben beschriebenen psychologischen Befunde und Erklärungsansätze in langjähriger Forschungs- und Therapiearbeit, Beratung und Training an der Prokrastinationsambulanz am Psychologischen Institut der Westfälischen Wilhelms-Universität Münster entwickelt, evaluiert und sukzessive optimiert. Ausführlichere Beschreibungen der Methoden, weitere Materialien und Sitzungsleitfäden für Einzelberatung und Gruppentrainings finden sich in Höcker, Engberding und Rist (2017, 2021).

4.1 Merkmale und Komponenten der Behandlung

In Kapitel 4.1 werden zunächst einige Besonderheiten der Veränderungsziele, des Vorgehens, der Beziehungsgestaltung und des Behandlungsaufbaus erläutert, bevor ab Kapitel 4.2 die einzelnen Therapiebausteine genauer beschrieben werden.

4.1.1 Zielsetzung und Charakteristika der Interventionen

Prokrastination abbauen, Selbststeuerung aufbauen

Alle beschriebenen Interventionen verbindet die Zielsetzung, Prokrastination abzubauen und die Selbststeuerungsfähigkeiten zu verbessern. Besonders wichtig für den Erfolg ist es, dass die Klienten die besprochenen Methoden im Alltag praktisch erproben und einüben. Durch die Beobachtung und die Analyse ihres Arbeitsverhaltens lernen sie, ihre Verhaltensmuster und die damit verknüpften Bedingungen in kritischen Handlungsphasen zu erkennen, zu bewerten, mit ihren Ansprüchen abzugleichen und systematisch zu verändern. Dies erfolgt v. a. auf der Basis der Ergebnisse der in Kapitel 3.5 dargestellten Problemanalyse sowie des individualisierten psychologischen Erklärungsmodells.

Arbeitszeit und Freizeit trennen

Ziel unserer Methoden ist, neben der Verbesserung der Selbststeuerung, auch die Entwicklung stabiler Arbeitsgewohnheiten, die es den Klienten ermöglichen, auch langfristig ohne Aufschieben die zur Verfügung stehende Arbeitszeit effizient zu nutzen. So kann es gelingen, Arbeitszeit und Freizeit wieder zu trennen und ein unverfälschtes „Freizeit-Erleben" ohne schlechtes Gewissen zurückzugewinnen. Das Ziel ist daher auch ein ausgewogeneres Verhältnis zwischen Arbeit und Freizeit bei regelmäßigen Arbeitsgewohnheiten mit gleichzeitig ausreichenden Erholungsphasen und ohne die Leistungseinbußen und Überlastungsspitzen kurz vor Deadlines. Dies wird erreicht durch die Entwicklung eines individuellen Arbeitsplans mit realistischen Zielen und individuellen Anreizen. Damit wird es möglich, die Arbeit positiver als bisher zu bewerten, die übermäßige gedankliche Beschäftigung mit der Arbeit außerhalb der Arbeitszeit zu reduzieren und die Arbeit (wieder) mit Erfolgserlebnissen und positiven Emotionen zu verbinden.

Prioritäten setzen und fokussiert arbeiten

Unter dem Druck lange aufgeschobener Arbeiten ist die Versuchung für Klient und Therapeut groß, „feuerwehrmäßig" viele „Baustellen" auf einmal jeweils nur flüchtig zu bearbeiten, um den Leistungsrückstand möglichst schnell aufzuheben. Eine solche oberflächliche, nur an der kurzfristigen Dringlichkeit orientierte Problembearbeitung erhält die Prokrastination eher aufrecht, deren Abbau ja gerade das Ziel ist. Zielführend ist der systematische Aufbau einer neuen Verhaltensgewohnheit des aktiven und rechtzeitigen Herangehens an wichtige, auch längerfristige Aufgaben. Wir empfehlen daher, bei der Anwendung der Methoden Prioritäten zu setzen und fokussiert zu arbeiten, d.h. sich für einen bestimmten Zeitraum auf die jeweils ausgewählte Methode oder die ausgewählten Aspekte zu konzentrieren und diesen Priorität einzuräumen.

Veränderungsprinzipien aus den Erklärungsmodellen ableiten

In Übereinstimmung mit dem kognitiv-verhaltenspsychologischen Erklärungsmodell wird der Abbau des operanten Vermeidungsverhaltens und der systematische Aufbau von Annäherungsverhalten für die relevanten Aufgaben unter Einsatz von Reiz- und Reaktionsdiskrimination, Kognitiver Umstrukturierung sowie verändertem Bedingungsmanagement entsprechend der Verhaltensanalyse angestrebt (z.B. spezielles Eingehen auf Veränderung der Verstärkerbedingungen, Stimuluskontrolle, Umgang mit Störungen u.v.m.).

4.1.2 Beziehungsgestaltung

Konstruktiv-klare und ermutigende Kommunikation

Therapeuten sollten nicht zu schnell frustriert sein, wenn Klienten anfangs nicht alles umsetzen wie besprochen. Da gerade diese Schwierigkeiten selbst Anlass für die Therapie oder Beratung waren, kann die Situation im Sinne der Problemaktualisierung (vgl. Grawe, 1995) gut genutzt werden. Der Therapeut kann dies als Chance nutzen, ressourcenorientiert zunächst zu explorieren, was denn erfolgreich umgesetzt wurde, um dann wertschätzend und gleichzeitig konstruktiv-klar zu helfen, Gründe und Bedingungen für mangelndes Engagement oder die Nicht-Umsetzung der gemeinsam getroffenen Absprachen zu identifizieren. Dann ist gemeinsam zu prüfen, wie die Umsetzung der geplanten Schritte leichter gelingen kann und ob Ziele oder Vorgehen individuell modifiziert werden sollen: Mit dem Klienten gemeinsam ist zu erarbeiten, wie er selbst aktiv sein Verhalten und die Situationsbedingungen so gestalten kann, dass er in der kommenden Woche mehr von dem umsetzen kann, was er sich vorgenommen hat. Die Auswertung kann jeweils nach dem folgenden Muster erfolgen:

- Was haben Sie umgesetzt?
- Was hat gut funktioniert, wo lagen Schwierigkeiten?
- Was können Sie selbst aktiv tun/Wie können Sie die Bedingungen ändern, um die Methode in der kommenden Woche noch besser umzusetzen?

Was können wir tun, damit das nicht auch hier passiert?

Wir empfehlen, mit einem Klienten direkt zu Beginn offen darüber zu sprechen, wie verhindert werden kann, dass das Behandlungsanliegen selbst die Behandlung erschwert oder sogar verunmöglicht. Folgende Fragen des Therapeuten können hier hilfreich sein:

- Wie könnte Ihre Prokrastination unsere Zusammenarbeit behindern?
- Wie können wir dafür sorgen, dass das nicht passiert?
- Was wünschen Sie sich von mir, wenn Sie Absprachen (immer wieder) nicht einhalten?

Bereits an früher Stelle kann so gemeinsam abgesprochen werden, was zu tun ist, wenn es zu entsprechenden Störungen kommt. Auf diese Weise werden die Bedingungen für eine erfolgreiche Zusammenarbeit in beiderseitigem Einvernehmen geklärt, wie etwa die regelmäßige Wahrnehmung fester Termine oder die Zahlung von Ausfallhonoraren.

Ermutigung

Die Bedeutung der tatsächlichen Umsetzung der gemeinsam entwickelten Hausaufgaben für den Behandlungserfolg sollte an dieser Stelle explizit mit dem Klienten besprochen werden, natürlich nie mit dem erhobenen Zeigefinger, sondern ermutigend und freundlich nach dem Motto „Sie haben es in der Hand!“. Bei Vorbehalten gegen bestimmte Methoden können Klienten ermutigt werden, die Methoden im Sinne eines Experiments eine Zeit lang „empirisch“ zu erproben.

Konstruktiv mit problemtypischem Verhalten in der Therapie umgehen

Um konstruktiv mit problemtypischem Verhalten umzugehen, können Therapeuten ...

- sich klar machen, dass der Klient selbst die Veränderung möchte;

Diskrepanzen offen ansprechen

- sich nicht scheuen, Diskrepanzen zwischen Absprache und Realisierung freundlich und offen anzusprechen;
- die Situation für eine problemtypische Verhaltensanalyse nutzen (Problemaktualisierung, Problemanalyse);

- die Nicht-Einhaltung von Absprachen nicht „persönlich nehmen“ (hier hilft es, innerhalb des Modells des Klienten zu denken – der Klient macht das nicht „gegen“ den Therapeuten);
- Ressourcenorientierung und Ermutigung statt Strenge walten lassen;
- den Klienten nicht zu bestimmten Problemlösungen „überreden“, lieber experimentieren;
- in der gemeinsamen (!) Planung der nächsten Hausaufgabe die Umsetzungsschwierigkeiten explizit berücksichtigen (vorwegnehmen und Umgang damit besprechen);
- *Devise: „Methoden, die man nicht anwendet, können auch nicht wirken!“*

Es lohnt sich, in regelmäßigen Abständen gemeinsam den „Stand im Prozess“ festzustellen und den Verlauf der jeweils letzten „Etappe“ auszuwerten. Falls Veränderungsbereitschaft und Commitment des Klienten wiederholt und dauerhaft fraglich erscheinen, sollte die aktuelle Veränderungsmotivation noch einmal grundsätzlich geklärt werden, u. a. durch nochmaliges Herausarbeiten der Gründe, die ihn bewogen haben, an der Prokrastination arbeiten zu wollen, und auch durch die Einschätzung, ob die aktuellen persönlichen Veränderungsbedingungen hinreichend günstig sind. Hier eignen sich besonders der Einsatz eines Vierfelderschemas kurzfristiger und langfristiger positiver und negativer Konsequenzen, systemimmanente Gesprächsführung (vgl. Fiegenbaum et al., 1992), Verhaltensexperimente (z. B. gezielter „last-minute-rush“), Fragen zur Anregung eines Perspektivwechsels (z. B. „Was müssten Sie tun, damit Sie wieder so viel aufschieben wie vorher?“) oder Vorwegnahme des Erfolgs als motivierendes Vorstellungsbild. Zusätzliche Hinweise zum Umgang mit schwierigen Situationen und Besonderheiten wie Blockaden oder Stillstand finden sich in Kapitel 4.10.

4.1.3 Therapiebausteine und Aufbau der Behandlung

Die in den folgenden Kapiteln beschriebenen Interventionen und deren Kombination werden aus der Verhaltens- und Bedingungsanalyse abgeleitet und an die Bedürfnisse, Probleme und Bedingungen des Klienten sowie an den verfügbaren Zeitrahmen angepasst. In der Behandlung im Einzelsetting sollten vor Einsatz der Veränderungsmethoden immer das individuelle Erklärungsmodell sowie eine konkrete Zielsetzung erarbeitet werden (vgl. Kapitel 3.6).

Behandlungsbausteine

Allgemeine Voraussetzungen:
- Fragebogen-Diagnostik (vgl. Kapitel 3.2).
- Exploration und Problemstellung (vgl. Kapitel 3.3).

- Selbstbeobachtung (vgl. Kapitel 3.4): Start eine Woche vor der ersten Intervention (Erhebung einer „Baseline").
- Verhaltens- und Bedingungsanalyse (vgl. Kapitel 3.5).
- Individualisiertes psychologisches Erklärungsmodell, Zielbestimmung und Ableitung der zu verwendenden Interventionen (vgl. Kapitel 3.6).
- Auswahl eines Beispielprojekts (vgl. Kapitel 3.6).

Behandlungsbausteine (je nach Problemstellung des Klienten, abgeleitet aus Verhaltensanalyse und Erklärungsmodell):
- Masterplan (vgl. Kapitel 4.2).
- Modul Kognitive Methoden (vgl. Kapitel 4.3).
- Modul Arbeitszeitrestriktion (vgl. Kapitel 4.4).
- Modul Bedingungsmanagement (vgl. Kapitel 4.5).
- Modul Realistisch Planen (vgl. Kapitel 4.6).
- Modul Pünktlich Beginnen (vgl. Kapitel 4.7).
- Abschluss und Rückfallprophylaxe (vgl. Kapitel 4.8).

Wahl der Selbstbeobachtungsmethode

Unabhängig von der gewählten Methoden-Kombination sollte eine Woche vor Beginn der Intervention die Selbstbeobachtung erfolgen, entweder mithilfe des Arbeitstagebuchs (vgl. Kapitel 3.4) oder mit einer anderen Protokollierung der geplanten und tatsächlichen Arbeitszeiten sowie relevanter Bedingungen. Die Selbstbeobachtung liefert verhaltensnahe, diagnostische Informationen, die über den retrospektiven Selbstbericht hinausgehen. Für das Modul Arbeitszeitrestriktion ist in jedem Fall eine Vorab-Baseline von einer Woche Selbstbeobachtung erforderlich (vgl. Kapitel 4.4), denn die Tagebucheinträge sind hier Grundlage zur Berechnung der „Arbeitseffizienz" und der zu Beginn „erlaubten" Arbeitszeitfenster.

4.1.4 Differenzielle Indikation: Welche Interventionen für welchen Klienten?

Angestrebt wird eine individuell passende Bausteinkombination zur Veränderung des konkreten Arbeitsverhaltens. Folgende Hinweise bei der Auswahl der Interventionen helfen:

Masterplan

- Die Erstellung eines übergeordneten, umfassenden Arbeitsplans, eines sogenannten „Masterplans" (vgl. Kapitel 4.2), bietet sich bei größeren, komplexen Projekten und bei Schwierigkeiten mit vorausschauender und realistischer Planung an. Hilfreich ist dieses Verfahren auch für Klienten, die keinen Überblick über den aktuellen Stand ihres Projekts haben oder die bisher eine „Konfrontation" mit dem noch zu erledigenden Pensum gescheut haben.

- Der Einstieg mit der Kognitiven Arbeit ist in den meisten Fällen sinnvoll, vor allem, wenn prokrastinationsfördernde Kognitionen sehr ausgeprägt sind und eine Verhaltensänderung erschweren. Besonders wichtig ist dies – sofern Zeit zur Verfügung steht – bei stark blockierendem Perfektionismus, Versagens- oder Bewertungsangst, bei stark ausgeprägtem „self-handicapping", Prüfungsangst oder Persönlichkeitsstörungen oder -akzentuierungen (z. B. narzisstisch, zwanghaft). Um den praktischen Einstieg in die Veränderung des konkreten Arbeitsverhaltens aber nicht zu stark zu verzögern, empfehlen wir, die kognitive Arbeit zu Beginn der Behandlung zeitlich zu beschränken (vgl. Kapitel 4.3).

Modul Kognitive Arbeit

- Recht früh sollte entschieden werden, ob die Bedingungen für die Arbeitszeitrestriktion passend sind, da diese sich als besonders wirksam erwiesen hat (vgl. Kapitel 4.9). Sie sollte vor allem dann durchgeführt werden, wenn Klienten mit längerfristigen Projekten aufgrund ihres chronischen Prokrastinierens mittlerweile unter einer andauernden Belastung durch die anstehenden unerledigten Anforderungen leiden. Sie nehmen sich täglich sehr viel vor, tatsächlich schieben sie die Arbeit aber den gesamten Tag mit schlechtem Gewissen vor sich her. Dadurch leiden sie meist unter mangelnder Trennung zwischen Arbeit und Freizeit und erleben keine subjektiv unbeschwerte Zeit mehr. Da dieses Modul mindestens vier Wochen Durchführungsdauer braucht, hat sich hier für die dritte und vierte Woche die zeitlich flexible Kombination mit Methoden aus dem Modul Bedingungsmanagement bewährt.

Arbeitszeitrestriktion und Bedingungsmanagement

- Das Modul Arbeitszeitrestriktion ist nicht zu empfehlen, wenn unmittelbar kritische Deadlines oder das Ende einer Bearbeitungsfrist bevorstehen, also Prüfungs- bzw. Abgabetermine für eine schriftliche Arbeit weniger als vier bis fünf Wochen vom Behandlungsbeginn entfernt sind. In solchen Fällen empfehlen wir eine Kombination aus den Bausteinen Kognitive Methoden, Masterplan, Bedingungsmanagement, Realistisch Planen und Pünktlich Beginnen.

Kontraindikation der Arbeitszeitrestriktion

- Das Modul Realistisch Planen ist hilfreich für Klienten, die Schwierigkeiten mit der realistischen Zielsetzung und der inhaltlichen Strukturierung bei der Planung ihrer Arbeit haben und deshalb häufig Misserfolge erleben. Unklarheiten in der Planung der notwendigen Schritte führen zu vermehrtem Aufschieben. Auch perfektionistische Klienten oder solche, die ihre Arbeit häufig unterbrechen bzw. nach kurzer Zeit ganz abbrechen, profitieren besonders von der Durchführung des Moduls.

Realistisch Planen

- Das Modul Pünktlich Beginnen enthält speziell auf Prokrastination fokussierte Techniken des rechtzeitigen Arbeitsbeginns. Auch wenn bereits mit der Arbeitszeitrestriktion die effiziente Nutzung der verfügbaren Zeit trainiert wurde, kann dieses Modul eine sinnvolle Ergänzung darstellen.

Pünktlich Beginnen

Zusammenfassung: Empfehlung zur Auswahl der Methoden

1. Nach der Erarbeitung des Erklärungsmodells mit dem Modul Kognitive Methoden (2 Sitzungen) beginnen, wenn ausreichend Zeit vorhanden ist.
2. Masterplan erstellen.
3. *Dann Variante (A):* Arbeitszeitrestriktion in Kombination mit Bedingungsmanagement (4 Sitzungen) und weiterer kognitiver Arbeit, bei Bedarf ergänzen mit den Modulen Realistisch Planen und Pünktlich Beginnen.
   Oder Variante (B): Alternativ zur Arbeitszeitrestriktion (wenn zu knapp vor der Frist) Kombination der Module Bedingungsmanagement, Realistisch Planen und Pünktlich Beginnen, im Verlauf Weiterführung der kognitiven Arbeit.
4. Rückfallprophylaxe.

Übersichtshalber werden im Folgenden die einzelnen Bausteine getrennt voneinander beschrieben; je nach Bedarf sind natürlich auch andere methodische Kombinationen vorstellbar.

4.2 Erstellung eines Masterplans

Masterplan als umfassender Übersichtsplan

Die Erstellung eines Masterplans ist vor allem nützlich bei umfangreichen, komplexen Projekten mit Fristsetzungen, den sogenannten Deadlines. Er enthält die Ziele, Teilziele und praktischen Schritte sowie die zeitliche Planung für das konkrete Projekt. Der Masterplan hat den Vorteil, dass der Klient während des Arbeitens den Überblick über den inhaltlichen Stand und den zeitlichen Ablauf behält. Klienten lernen so Techniken zur ökonomischen Zeiteinteilung, zur Orientierung bei Zeitknappheit sowie zum flexiblen Reagieren auf Abweichungen vom ursprünglichen Konzept. Die Erstellung eines solchen Arbeitsplans wirkt in der Regel motivierend und macht abschätzbar, wie realistisch das Vorhaben des Klienten ist. Durch die Planung der Handlungsschritte wird die Wahrscheinlichkeit erhöht, dass der Klient tatsächlich sein Vorhaben beginnt und erkennbare Fortschritte machen kann.

Bei der Erstellung des Plans ist darauf zu achten, bei der Planung der einzelnen Schritte eine gute Balance zwischen Unterplanung und Überplanung zu finden, d.h. zwischen einerseits zu grober, flüchtiger Planung und andererseits zu detaillierter „zwanghaft" genauer Planung.

Instruktionen zur Erstellung des Masterplans

Mithilfe der folgenden Instruktionen können Therapeuten die Klienten anleiten, einen Masterplan mit Zielen und Unterzielen in Verbindung mit zeitlichen Fristen zu erstellen:

1. Definieren Sie Ihr aktuelles Projekt: Wählen Sie als Erstes ein persönlich wichtiges Vorhaben, das Sie bisher aufgeschoben haben (z.B. ein Arbeitsprojekt, das Schreiben einer Abschlussarbeit, die Bearbeitung steuerlicher Angelegenheiten oder die Vorbereitung für eine Prüfung).
2. Sammeln Sie Teilziele für Ihr Projekt und notieren Sie diese. Schätzen Sie ggf. auch den geplanten Umfang des Resultats (z.B. Seitenzahlen pro Textabschnitt oder Anzahl an Präsentationsfolien).
3. Bestimmen Sie die notwendigen Schritte, die Sie zur Erreichung der Teilziele durchführen müssen.
4. *Bei komplexen Projekten:* Legen Sie fest, welche Punkte absolute Priorität haben und Pflicht sind und welche Punkte eher als Kür gelten können (und damit ggf. weggelassen werden können, falls die Zeit knapp wird).
5. Bringen Sie die Teilziele und Schritte in eine sinnvolle Reihenfolge.
6. Falls keine Frist für das Projekt vorgegeben ist, legen Sie selbst fest, wann Sie fertig sein wollen.
7. Teilen Sie die zur Verfügung stehende Zeit auf die einzelnen Teilaufgaben auf und befristen Sie diese. Achtung: Planen Sie Erholungszeiten, Korrekturzeiten und Pufferzeiten ein.
8. Besorgen Sie sich eine Jahresübersicht (z.B. kostenlos als Download bei www.schoenherr.de) und markieren Sie Ihre Abschlussfrist für das Projekt.
9. Planen Sie von Ihrer Deadline aus rückwärts und legen Sie so Fristen für die Teilziele Ihres Projekts fest.

Folgende Zusatzhinweise können bei der Erstellung des Masterplans hilfreich sein:

- Arbeitsfreie Tage und sogenannte „Jokertage“ einplanen: Das sind Pufferzeiten für unvorhergesehene Rückstände durch Schwierigkeiten, störende Ereignisse oder durch andere „dazwischenkommende“, dringende Aufgaben. Sie erleichtern nach ungewollten Verzögerungen einen Wiedereinstieg, ohne dass der Gesamtplan seine Gültigkeit verliert, und dienen als Reserve für den Fall, dass eine Frist einmal nicht eingehalten werden konnte.
- Auch Zeit für „unspektakuläre“ Teilschritte reservieren, wie z.B. Informationen einholen, Unterlagen besorgen, Texte korrigieren und formatieren, Prüfungsstoff wiederholen etc.

- Ist der Plan realistisch? Angesichts des bedrohlichen Rückstandes besteht bei Zeitknappheit leicht die Gefahr, dass Klienten statt eines pragmatischen Plans ein Wunschbild zeichnen, die nötige Zeit stark unterschätzen oder auf Pausen verzichten. Je realistischer der Plan ausfällt, desto mehr Chancen hat er, auch in die Tat umgesetzt zu werden.
- Vor allem bei längerfristigen Projekten auf eine gute Balance zwischen Arbeitszeit, Erholungspausen und Freizeit achten. Klienten dürfen sich durch übervolle, völlig unrealistische („rücksichtslose") Pläne ohne Erholungszeiten nicht selbst zum Aufschieben „zwingen", denn damit machen sie das Aufschieben zu ihrer einzigen Möglichkeit, überhaupt noch Freizeit oder Entspannung zu erleben.

Beispiel für einen Masterplan

Fallbeispiel: Frau S. – Vorbereitung einer Präsentation

Frau S. (vgl. S. 4, 24 f., 85 f.) muss ihre Präsentation vorbereiten. Um Unterziele zu bilden, erstellt sie zunächst eine Gliederung für die Präsentation und schätzt die Anzahl der Folien für die einzelnen Gliederungspunkte. Anhand der Gliederung wird die nötige Zeit für die Durcharbeitung der Unterlagen und für die Formulierung und Gestaltung der Folieninhalte geschätzt. Dies geschieht unter Berücksichtigung unterschiedlicher Schwierigkeitsgrade. Eventuell erscheint zusätzlich noch eine Besprechung der Präsentation mit ausgewählten Kollegen oder eine Erprobung sinnvoll. Der Plan sollte zudem Pufferzeiten und Zeiten für Routinetätigkeiten wie Formatierung und Korrekturlesen enthalten. Vom vorgegebenen Termin der Präsentation wird dann rückwärts gerechnet, um die Fristen für die einzelnen Unterziele zu ermitteln und festzulegen.

Der Masterplan bringt Übersicht und Ordnung in das Projekt des Klienten. Darüber hinaus schützt er vor Wunschdenken und macht einschätzbar, wie realistisch das Vorhaben (noch) ist. Durch die Planung der notwendigen Handlungsschritte wird auch ein diffuses, umfangreiches Vorhaben konkret und greifbar: Den gesamten Umfang des Vorhabens vor sich zu sehen, kann zunächst Anspannung oder Angst auslösen. Aber nach den ersten erfolgreichen Schritten wird dieses Vorgehen die Zuversicht des Klienten fördern. Die Bestimmung verhaltensnaher Zielvorstellungen reduziert Unsicherheit, wirkt motivierend und erhöht die Chance von Fortschritten und Erfolgserlebnissen.

4.3 Modul Kognitive Methoden

Da Kognitionen die Entstehung und Aufrechterhaltung von Prokrastination wesentlich beeinflussen, sind sie ein wichtiger Ansatzpunkt. Oft blockieren dysfunktionale prokrastinationsfördernde Kognitionen die gewünschte Verhaltensänderung. In solchen Fällen empfehlen wir, die kognitiven Interventionen denen auf der Verhaltensebene voranzustellen. Eine Gefahr bei dieser sehr frühen kognitiven Arbeit bei Prokrastination besteht allerdings darin, dass sie bei längerer Dauer den Einstieg in die Veränderung des konkreten Arbeitsverhaltens verzögert. Daher sollten zu Beginn der Interventionen in der Regel nur zwei aufeinanderfolgende Sitzungen auf die kognitive Arbeit verwendet werden, um das Kognitive Rational einzuführen und zunächst höchstens zwei bis drei zentrale Kognitionen zu bearbeiten. Im weiteren Verlauf der Arbeit auf der Verhaltensebene kann immer wieder auf aktuelle dysfunktionale Kognitionen eingegangen werden, sodass diese zeitökonomisch genau dann bearbeitet werden, wenn sie relevant sind.

Prokrastinationsfördernde Kognitionen

Übliche prokrastinationsfördernde Gedanken sind Rechtfertigungen, Selbstberuhigungen oder Versicherungen, wie: „Morgen fange ich endlich an – diesmal aber wirklich!" Gedanken daran, wie wichtig eine Aufgabe ist und wie viel von der guten Erledigung abhängt, erzeugen leicht Angst und Perfektionsdruck. Häufig kommen auch Selbstabwertungen oder demotivierende, selbsterfüllende Prophezeiungen vor, wie „Ich schaffe das nicht!" oder „Jetzt lohnt es sich auch nicht mehr!"

Typische prokrastinationsfördernde Überzeugungen

Typische Beispiele für prokrastinationsfördernde Überzeugungen und Gedanken sind:

- „Ich schaffe sowieso kein Ergebnis mehr, mit dem ich zufrieden sein könnte – dann lasse ich es lieber ganz!"
- „Die Aufgabe ist so wichtig, dafür muss ich in der richtigen Stimmung sein/ Zeit am Stück haben/...!"
- „Die Aufgabe ist einfach zu ... (langweilig/schwierig/nicht zumutbar/...) das halte ich nicht aus!"
- „Wenn ich erstmal angefangen habe, wird es ganz schnell gehen!"
- Selbstvertröstung und Selbsttäuschung, manchmal verbunden mit einem „Sich-Berauschen an guten Vorsätzen": z.B. „Wenn ich es heute nicht schaffe, mache ich halt morgen das Doppelte!", „Morgen fange ich dafür um 7 Uhr an und arbeite voll durch! Dann aber wirklich!"

Erlaubniserteilende Gedanken

Ein wesentlicher Mechanismus, mit dem sich Klienten die Erlaubnis geben, den Beginn der Arbeit weiter vor sich herzuschieben, besteht in gedanklichen Rechtfertigungen, sogenannten „erlaubniserteilenden Gedanken" oder „Rationalisierungen". Solche Rationalisierungen sind inhaltlich vielfältig: Sie reichen vom Gedanken, dass man jetzt einfach noch nicht anfangen könne, über die Feststellung unterschiedlicher Hindernisse bis zum Wunschdenken bezüglich der schließlich doch noch möglichen Bewältigung der Aufgabe (z.B. „Ich warte nur auf den richtigen Zeitpunkt zum Anfangen.", „Ich kriege das später irgendwie auch noch alles hin."). Diese erlaubniserteilenden und rechtfertigenden Gedanken verstärken die Aufschiebetendenz.

Selbsterfüllende Prophezeiungen

Nichts blockiert mehr als demotivierende, sich selbsterfüllende Prophezeiungen (z B. „Egal, ob ich mich anstrenge, das Ergebnis wird meinem Chef nicht reichen!", „Das alles ist einfach zu schwer für mich!", „Jetzt ist es eh zu spät, das schaffe ich sowieso nicht mehr!"). Diese Gedanken zeigen einerseits den Druck, ein gutes Ergebnis zu erzielen und andererseits die Angst davor zu versagen. Wie der Begriff „selbsterfüllende Prophezeiungen" schon andeutet, sind diese derartig demotivierend, dass sie genau zu dem Ergebnis führen, das die betroffene Person befürchtet, da sie aufgrund des Aufschiebens tatsächlich keine oder nur sehr eingeschränkte Ergebnisse erzielen kann.

Selbstabwertung

Neigt ein Klient dazu, sich gedanklich abzuwerten und sich über sich zu ärgern, weil er seit langem aufschiebt, führen solche Gedanken und Gefühle kaum dazu, weniger aufzuschieben – im Gegenteil, denn die Vergangenheit ist schließlich nicht zu ändern und Selbstabwertung wirkt erfahrungsgemäß stark stimmungsbeeinträchtigend und demotivierend.

Aufbau des Moduls Kognitive Methoden

Für die kognitive Arbeit empfehlen wir das Vorgehen in folgenden Schritten:

Sitzung 1:
- Einführung des Kognitiven Rationals.
- Identifizierung prokrastinationsfördernder Kognitionen.
- Gemeinsame Überprüfung zentraler prokrastinationsfördernder Kognitionen und Entwicklung alternativer Gedanken.

Sitzung 2:
- Auswertung der Erfahrungen mit der bisherigen kognitiven Arbeit und Ableitung von Ergänzungen.
- Motivation zur kontinuierlichen Weiterführung alternativer Denkweisen und Selbstverbalisierungen.

Beide Sitzungen werden im Folgenden kurz beschrieben.

Einführung des Kognitiven Rationals und Identifizierung prokrastinationsfördernder Gedanken

Erfassung typischer Gedanken

Gemeinsam mit dem Klienten werden die prokrastinationsfördernden Gedanken erfasst und – möglichst durch den Klienten selbst – notiert. Dabei sollte noch einmal auf die Ergebnisse der Verhaltensanalyse zurückgegriffen werden. Auch die Antwort des Klienten auf die „Arbeitsfragen zur individuellen Prokrastinationsanalyse" (vgl. Arbeitsblatt im Anhang, S. 107) unter Punkt „... mit welchen (inneren und äußeren) Rechtfertigungen?" kann

Auskunft darüber geben, welche prokrastinationsfördernden Kognitionen bereits erkannt wurden. Sie werden der bereits bestehenden Sammlung hinzugefügt.

Bieten die in der Prokrastinationsanalyse notierten Gefühle noch zusätzliche Hinweise auf zugrunde liegende Einstellungen oder Überzeugungen, können diese ebenfalls auf dem Arbeitsblatt notiert werden.

- Angst oder Stress deuten dabei meist auf demotivierende, selbsterfüllende Prophezeiungen hin, wie „Ich schaffe das nicht!" oder „Das ist zu schwierig für mich!". Oft sind solche Gefühle und Gedanken verbunden mit gleichzeitigem hohem Druck durch strenge Ansprüche, wie „Ich kann mir in dieser Sache keinen Fehler erlauben!".
- Scham deutet meist auf Selbstabwertung hin. Dabei kommen Gedanken vor wie „Ich müsste das längst können und hab das schon wieder nicht hingekriegt", „Ich bin einfach zu blöd dafür!" oder „Wie peinlich – das darf auf keinen Fall jemand mitbekommen".
- Resignation oder Traurigkeit können ein Zeichen für fortgeschrittene Selbstabwertung sein, oder auch für Kognitionen wie „Ich habe es verbockt, jetzt lohnt es sich auch nicht mehr, mich anzustrengen!" oder „Ich bin und bleibe ein Versager".

Dort wo es sinnvoll ist, sollte der Therapeut insbesondere im späteren Verlauf der kognitiven Arbeit von den automatischen Gedanken zu den zentralen Grundüberzeugungen „herunterfragen" (Pfeil-abwärts-Technik), um die zugrunde liegenden Überzeugungen zu identifizieren und bearbeiten zu können.

Auswahl zentraler Gedanken und Überzeugungen

Die Funktion der identifizierten Kognitionen für die Aufrechterhaltung der Prokrastination wird herausgearbeitet und es werden Schlussfolgerungen für das Veränderungsrational gezogen. Anschließend soll der Klient sich die Liste seiner prokrastinationsfördernden Gedanken und Überzeugungen noch einmal durchlesen und die zwei bis drei wichtigsten Kognitionen markieren.

Diese Gedanken und Überzeugungen werden gemeinsam von Klient und Therapeut überprüft. Die folgenden Leitfragen zur Kognitiven Umstrukturierung können dabei helfen:

1. Ist der Gedanke wahr bzw. realistisch und rational und stellt er die einzig mögliche Interpretation der Situation oder Erwartung dar? Meist ist der Inhalt auf den zweiten Blick nicht so selbstverständlich, wie anfangs gedacht.
2. Ist der Gedanke hilfreich und nützlich? Führt er zu positiven Gefühlen und erleichtert er Problemlösungen? Motiviert er den Klienten dazu, effizient zu arbeiten? Oder ist er prokrastinationsfördernd, weil er z. B. demotiviert oder abwertet?
3. Gemeinsam ist zu jedem dieser Gedanken ein Alternativgedanke zu erarbeiten, der im Sinn der Veränderungsziele hilfreicher ist.

Entwicklung von Alternativkognitionen

Falls es dem Klienten schwerfällt, selbst konstruktive Gedanken zu formulieren, können Beispiele für hilfreiche Alternativkognitionen und Selbstinstruktionen genannt werden, etwa

- „Wenn ich jetzt anfange, fühle ich mich danach besser!"
- „Ja, ich habe in der Vergangenheit aufgeschoben. Ich kann mich jetzt darüber ärgern oder es anders machen."
- „Mit jedem kleinen Schritt komme ich meinem Ziel ein Stück näher!"
- „Ob die Aufgabe wirklich zu schwer ist, sehe ich ja, wenn ich dran gehe!"
- „Ich werde nie herausfinden, ob ich es vielleicht doch kann, wenn ich es nicht versuche! Die Herausforderung nehme ich an!"
- „Ich weiß zwar noch nicht, ob dieser Einstieg der Beste ist, aber ich probiere es mal!"

Hausaufgabe

Zum besseren Transfer in den Arbeitsalltag hat sich bewährt, Klienten vorzuschlagen, die zentralen hilfreicheren Alternativgedanken auf eine Karteikarte zu schreiben oder im Handy zu notieren und sie sich zu Beginn jeder Arbeitseinheit durchzulesen.

Auswertung der Erfahrungen mit der kognitiven Arbeit

Wir empfehlen, in der darauffolgenden Sitzung gemeinsam mit den Klienten zu überprüfen, ob sie sich die in der letzten Sitzung erarbeiteten Alternativgedanken wie vereinbart vor jeder Arbeitsphase vergegenwärtigt und eingeprägt haben und ob dies hilfreich für den Einstieg war. Bei Bedarf sollte das Vorgehen oder die Form der Selbstverbalisierung modifiziert werden. Gegebenenfalls bietet es sich an, an dieser Stelle noch weitere prokrastinationsfördernde Kognitionen beispielhaft zu bearbeiten.

Auswertungsfragen

Zur Auswertung der Erfahrungen mit den alternativen Kognitionen können folgende Leitfragen als Orientierung genutzt werden:

- Haben Sie es geschafft, sich Ihre neuen Gedanken zu Beginn jeder Arbeitseinheit durchzulesen und zu vergegenwärtigen?
- Haben sich die alternativen Gedanken auf Ihr Arbeitsverhalten ausgewirkt? Wenn ja, wie?
- Sind Ihnen in der letzten Woche weitere prokrastinationsfördernde Gedanken aufgefallen, deren Überprüfung und Veränderung sich lohnen könnte?

Weiterführung der kognitiven Arbeit

Dreh- und Angelpunkt einer erfolgreichen kognitiven Arbeit ist nach der Vermittlung und Aktualisierung der emotionalen Relevanz problemtypischer Überzeugungen die Motivierung zur kontinuierlichen Weiterarbeit an alternativen Denkweisen und Selbstverbalisierungen. Auch im Verlauf der weiteren Behandlung sollten Klienten daran erinnert werden, sich ihre erarbeiteten Alternativkognitionen weiterhin zu Beginn jeder Arbeitseinheit zu vergegenwärtigen und auf weitere prokrastinationsfördernde Kognitionen zu achten. Diese sollen sie jeweils notieren, selbstständig – wie gemeinsam erprobt – überprüfen und bei Bedarf in der Sitzung ansprechen. Dabei ist zu betonen, dass die nachhaltige Veränderung von Gedanken und insbesondere stereotyper Überzeugungen nicht von einem auf den anderen Tag gelingt, sondern Zeit und Übung erfordert, ähnlich wie ein Muskeltraining oder Autofahren im Linksverkehr.

Ausführlichere Hinweise zur kognitiven Arbeit allgemein finden sich bei Wilken (2018), weitere Hinweise zur kognitiven Arbeit bei Prokrastination und Arbeitsblockaden finden sich im Kapitel 4.10 oder in Höcker et al. (2017).

4.4 Modul Arbeitszeitrestriktion

Das Prinzip der Arbeitszeitrestriktion

Verknappung macht Arbeitszeit kostbar

Das Prinzip dieses Behandlungsmoduls liegt in der Reduktion des Aufschiebeverhaltens durch das „wieder Kostbar-Machen" von Arbeitszeit infolge einer Verknappung der Arbeitsgelegenheit. Sie basiert auf der Theorie der psychologischen Reaktanz und funktioniert über das sogenannte „Hard-to-get-Phänomen" (siehe weiter unten), nach dem Güter umso attraktiver werden, je knapper sie zur Verfügung stehen. Prokrastination wird abgebaut, indem die Begrenzung der Gelegenheit den Wunsch zur Nutzung erhöht und einen Perspektivwechsel begünstigt (Arbeitszeitfenster als Chance anstatt Pflicht). Dieses Modul ist allerdings nur für Klienten geeignet, deren Projekt-Deadline erst später als fünf Wochen nach Beginn der Intervention endet.

Merke

Ziel der Arbeitszeitrestriktion ist die Umkehrung der motivationalen Dynamik von „eigentlich immer arbeiten *müssen*" zu „genau jetzt arbeiten *dürfen*".

Zusätzliche Arbeitszeit muss verdient werden

Die Klienten verpflichten sich in der ersten Sitzung, ihre Arbeitszeit auf Arbeitszeitfenster zu begrenzen, die auf Basis ihrer tatsächlichen Arbeitszeit in der vergangenen Woche ermittelt wurden (= Baseline der Selbstbeobachtung). Außerhalb dieser individuellen „Arbeitszeitfenster" ist das Arbeiten an der betreffenden Aufgabe (= ihrem Beispielprojekt) verboten. Arbeitszeitrestriktion bedeutet praktisch: Die Klienten dürfen nur zu bestimmten Zeiten und nur für eine begrenzte Dauer arbeiten. Nur durch die Erhöhung ihrer Arbeitseffizienz, d.h. durch eine möglichst effektive Ausnutzung der zuvor geplanten Arbeitszeitfenster, können sie sich zusätzliche Arbeitszeit „verdienen".

Arbeitszeitrestriktion:
Mittel = Verknappung; Ziel = Motivation und Aufbau von Arbeitszeit

Die durch die Restriktion veränderte Haltung und Motivationslage soll zur prokrastinationsfreien Nutzung der zunächst knappen Arbeitszeit führen, sodass systematisch effizient genutzte Arbeitszeit aufgebaut werden kann. Ziel der Arbeitszeitrestriktion ist also nicht die dauerhafte Verknappung der Arbeitszeit auf minimale Zeiteinheiten, sondern die Methode arbeitet mit dem *Mittel* einer kurzfristigen Verknappung mit dem *Ziel* des Aufbaus effizienter Arbeitszeit (= Abbau von Prokrastination).

Trennung von Arbeit und Freizeit ohne schlechtes Gewissen

Ein weiteres Ziel dieser Intervention ist die klare Unterscheidung zwischen Arbeitszeit und Freizeit. Dies ist für stark prokrastierende Klienten emotional sehr entlastend, da sie fast immer unter der Belastung durch das Aufschieben auch in arbeitsfreien Zeiten leiden, die ihnen eigentlich zur Erholung zur Verfügung stehen sollten. Das ständig latent präsente schlechte Gewissen und der Gedanke „Ich müsste eigentlich ..." verhindern, dass Freizeit genossen wird und kann zu Stimmungsbeeinträchtigungen und mangelnder Erholung führen. Die Begrenzung der Arbeitszeit erlaubt es den Klienten wieder, die Zeit außerhalb der Arbeitszeitfenster aktiv zur Erholung zu nutzen, wodurch sich häufig auch Stimmung und Antrieb verbessern, insbesondere wenn diese zuvor durch die anhaltende Prokrastination bereits in größerem Maße in Mitleidenschaft gezogen wurden.

Psychologischer Hintergrund und Ableitung des Behandlungsprinzips

Knappheit erhöht den Wert:

- *„Hard-to-get-Phänomen":* Experimente belegen, dass die wahrgenommene Knappheit eines Gutes seine subjektive Attraktivität erhöht. Dieser Effekt konnte mehrfach gezeigt werden, zum Beispiel bei der Verknappung von bestimmten Stiften, Keksen, Snacks oder Schlüsselanhängern (u.a. Mittone & Savadori, 2009) oder bei einer angedrohten Mensaschließung (West, 1975).
- *Die Erzeugung von Reaktanz:* Nach der Reaktanztheorie führt eine Einschränkung der Wahlmöglichkeiten dazu, dass die Betroffenen versuchen, ihre bedrohte Freiheit zu verteidigen und möglichst wiederherzustellen, indem sie jede Gelegenheit für die – wegen der Verknappung nun bevorzugte – Alternative wahrnehmen.

Menschen, die stark aufschieben, neigen zu folgenden Besonderheiten in ihrem Zeitmanagement:

- *Eveningness:* Sie bevorzugen für ihre Aktivitäten den Nachmittag und Abend gegenüber dem Morgen (Díaz-Morales, Ferrari & Cohen, 2008) und erledigen auch ihre Aufgaben relativ spät am Tag (wenn überhaupt).
- *Unterschätzung der benötigten Zeit:* Sie neigen dazu, die zur Verfügung stehende Zeit illusionär zu überschätzen und die für die Aufgabe erforderliche Zeit zu unterschätzen.
- *Gefahr des Verstärkerverlusts:* Sie geben häufig an, sich immer wieder selbst auf spätere mögliche Zeitpunkte zu vertrösten und durch den so entstehenden permanenten Arbeitsdruck keine unbeschwerte Freizeit erleben zu können. Dies fördert in manchen Fällen (je nach zugehörigen Kognitionen) durch das Sich-Verbieten positiver Aktivitäten Verstärkerverlust, sozialen Rückzug und depressive Verstimmungen.

Klinische Belege für die Wirksamkeit von Restriktionsmethoden:
- Ein Beispiel für die klinische Anwendung des Restriktionsprinzips ist die Methode der Schlafrestriktion nach Müller und Paterok (2010), an die angelehnt unsere Berechnung der Arbeitseffizienz erfolgt und die zur Behandlung der nichtorganischen Insomnie erfolgreich verwendet wird.

Abschirmung der Gelegenheit von Konkurrenzen

„Längs- und Querkonkurrenz“

Nach Kuhl und Beckmann (1994) tragen die Mechanismen der sogenannten „Längskonkurrenz“ und „Querkonkurrenz“ zur Aufrechterhaltung der Prokrastination bei.
- *„Längskonkurrenz“:* Die vorgenommene Arbeitszeit konkurriert auf der Zeitachse mit vielen verschiedenen späteren Gelegenheiten (z. B. „Warum ausgerechnet jetzt anfangen? Morgen geht doch auch noch!“)
- *„Querkonkurrenz“:* Zum gegebenen Beginn-Zeitpunkt konkurrieren mehrere alternative, teils attraktivere Handlungstendenzen mit der anstehenden Arbeitsabsicht (z. B. „Ich könnte auch erstmal meine E-Mails checken.“)

Die Arbeitszeitrestriktion reduziert v. a. die Längskonkurrenz
- durch das Salientmachen spezifischer Arbeitszeitpunkte und
- durch das gleichzeitige Ausschließen späterer Arbeitszeitpunkte (durch das Verbot des Arbeitens außerhalb der definierten Arbeitszeitfenster).

Jetzt oder gar nicht!

Weitere Ausführungen zum theoretischen Hintergrund der Arbeitszeitrestriktion finden sich bei Engberding et al. (2011). Hier steht im Vordergrund, dass sich die Dauer eines Arbeitszeitfensters an einer für den Klienten realistischen Zeitspanne orientiert. Die Erfahrung, das eigene Arbeitsziel erreichen zu können, ist verstärkend und erhöht die Motivation, kommende Arbeitseinheiten pünktlich zu beginnen. Die Erfahrung, eine Arbeitseinheit abschließen zu „müssen“, d. h. darüber hinaus nicht mehr arbeiten zu dürfen, steigert den Anreiz zum pünktlichen Beginn der nächsten Arbeitseinheit und führt damit zur Reduktion des Aufschiebeverhaltens. Neben der Erzeugung psychologischer Reaktanz und dem Wunsch wieder arbeiten zu dürfen führt die Methode so direkt von Beginn an zu einer Verstärkung durch positive Referenzerlebnisse: Erfolg motiviert und macht Lust auf mehr.

Praktisches Vorgehen bei der Arbeitszeitrestriktion

Die Arbeitszeit wird auf zwei feste Zeiteinheiten pro Tag, sogenannte Arbeitszeitfenster begrenzt. Ein Arbeitszeitfenster ist sowohl über die Dauer als auch über den festgelegten Anfangs- und Endzeitpunkt definiert. Den Anfangszeitpunkt eines Zeitfensters kann der Klient selbst festsetzen. Die geplante Dauer der Arbeitszeitfenster hängt

- zu Beginn der Methode von der durchschnittlichen Arbeitszeit am Beispielprojekt pro Tag in der Baseline-Woche und
- ab Sitzung 2 der Intervention von der mittleren Arbeitseffizienz in der vorausgegangenen Woche ab (vgl. „Merkblatt: Arbeitszeitrestriktion“ im Anhang, S. 101).

Unter Arbeitseffizienz verstehen wir den Anteil der tatsächlich genutzten Arbeitszeit an den geplanten Arbeitszeitfenstern in %. Sie wird entsprechend wöchentlich in jeder Sitzung für die kommende Woche mit folgender Formel neu berechnet:

$$\text{Arbeitseffizienz} = \frac{\text{tatsächliche Arbeitszeit innerhalb der Arbeitszeitfenster in Minuten} \times 100}{\text{Dauer der geplanten Arbeitszeitfenster in Minuten}}$$

Eine Erhöhung der Arbeitszeit ist zu zwei verschiedenen Zeitpunkten möglich:

1. *In jeder Sitzung:* Der Klient kann seine Arbeitszeitfenster in jeder Sitzung in Absprache mit dem Therapeuten erhöhen. Die Erhöhung erfolgt in Abhängigkeit von der durchschnittlichen Arbeitseffizienz der vergangenen Woche:
   - Liegt die Arbeitseffizienz zwischen 51 % und 75 %, kann der Klient seine Arbeitszeit pro Tag in der kommenden Woche um 25 % des bisherigen täglichen Arbeitszeitfensters erhöhen.
   - Bei einer Arbeitseffizienz von 76 % bis maximal 100 % kann der Klient die Arbeitszeit pro Tag um 50 % steigern.
   - Liegt die Arbeitseffizienz unter 51 %, wird die bisherige Arbeitszeit beibehalten.

   Rechenbeispiel: Wenn der Klient seine Arbeitszeitfenster auf 9 bis 10 Uhr und 11 bis 12 Uhr festgelegt hat, jedoch nur von 9.30 bis 10 Uhr und 11 bis 12 Uhr gearbeitet hat, berechnet sich die Arbeitseffizienz wie folgt:

$$\text{Arbeitseffizienz} = \frac{\text{90 Minuten (tatsächliche Arbeitszeit innerhalb der Arbeitszeitfenster in Minuten)} \times 100}{\text{120 Minuten (Dauer der geplanten Arbeitszeitfenster in Minuten)}} = 75\,\%$$

Hat der Klient bspw. eine solche Arbeitseffizienz von 75 % für die gesamte Woche erreicht (hier wird ein Wochendurchschnitt gebildet, vgl. „Merkblatt: Arbeitszeitrestriktion“ im Anhang, S. 101), wäre in der Sitzung eine Erhöhung der Dauer seiner Arbeitszeitfenster um 25 % der bisherigen Zeit (also eine Erhöhung um 30 Minuten) für die folgende Woche möglich.

2. *Von Tag zu Tag zwischen den Sitzungen.* Darüber hinaus kann der Klient seine Arbeitszeit individuell von jedem Tag auf den nächsten um 20 Minuten pro Tag steigern, sofern er eine Arbeitseffizienz von 100 % erreicht hat.
   Der Klient kann sich jederzeit auch gegen eine Erhöhung entscheiden. Die tägliche Gesamtarbeitszeit soll auf zwei Arbeitszeitfenster verteilt werden, um dem Klienten zwei separate Chancen und Übungsmöglichkeiten zu bieten (falls er die erste Arbeitseinheit „verpasst“). Daher sollen mindestens 20 Minuten zwischen den Arbeitszeitfenstern liegen.
   Hat ein Klient in der Baseline-Woche gar nicht oder unter 40 Minuten pro Tag gearbeitet, wird die minimale Größe der Arbeitszeitfenster von 20 Minuten gewählt. Der Klient beginnt dann also mit einer Arbeitszeit von zweimal 20 Minuten pro Arbeitstag. Das erscheint natürlich extrem wenig, aber man darf sich bewusst machen, dass es sich dabei im Vergleich zu null Minuten um eine immer noch beachtliche Steigerung handelt und der Klient bei effizienter Nutzung der Arbeitszeitfenster sehr schnell Arbeitszeit aufbauen kann, in der er dann auch produktiv ist.

Bei 100 % Arbeitseffizienz schnellere Steigerung möglich

Verteilung der Arbeitszeit auf zwei Arbeitszeitfenster

Sonderfall: Start mit Arbeitszeit-Minimum

Erläuterung der Schritte der Arbeitszeitrestriktion

Schritte der Arbeitszeitrestriktion – kurz und knapp

1. Baseline-Selbstbeobachtung (mindestens eine Woche).
2. Erläuterung des Prinzips der Arbeitszeitrestriktion (Gedankenexperiment und Ableitung der Methode).
3. Erste Festlegung der Arbeitszeitfenster:
   a) Auf Basis der Arbeitseffizienz in der Baseline-Selbstbeobachtungswoche (Summe der Arbeitszeiten in Minuten dividiert durch Anzahl der Arbeitstage).
   b) Aufteilung auf zwei Arbeitszeitfenster pro Tag (mindestens 20 Minuten dazwischen, „zwei Chancen“).

4. Einplanung der Arbeitszeitfenster im Wochenplan („Unschedule“).
5. Weiterführung der Selbstbeobachtung.
6. Jede Sitzung: Besprechung der Arbeitseffizienz und Festlegung der neuen Arbeitszeitfenster. Je 2 Möglichkeiten zur Erweiterung der Arbeitszeitfenster:
   a) Erweiterung der Arbeitszeitfenster in den wöchentlichen Sitzungen: 51 % bis 75 % Arbeitseffizienz → Erhöhung um 25 % möglich. 76 % bis 100 % Arbeitseffizienz → Erhöhung um 50 % möglich.
   b) Erweiterung der Arbeitszeitfenster von einem Tag auf den nächsten: Bei 100 % Arbeitseffizienz → Erhöhung um 20 Minuten pro Tag möglich.
7. Bei zufriedenstellender Steigerung der Arbeitszeit: ab 3. Sitzung parallel Einsatz weiterer Methoden, wenn es eher „schleppend“ verläuft: „Motivationsschleife“ durchlaufen (vgl. Kapitel 4.10).

Arbeitszeitrestriktion: Einfach mal ausprobieren

Die Arbeit mit dem Modul Arbeitszeitrestriktion mag auf den ersten Blick komplex erscheinen, gelingt aber erfahrungsgemäß schnell und gut. Hier erleichtert das zugehörige „Merkblatt: Arbeitszeitrestriktion“ (vgl. Anhang, S. 101) die Übersicht. Um mit der Methode vertraut zu werden, kann für den Therapeuten auch ein vorbereitender Selbstversuch über mehrere Tage sehr hilfreich sein.

Für die Einführung, Erprobung und Auswertung der Arbeitszeitrestriktion werden mindestens vier Sitzungen (zwei volle und darauffolgend noch einmal zwei halbe) benötigt. Im Folgenden wird das im Kasten skizzierte Vorgehen noch näher erläutert.

Zu (1) Baseline-Selbstbeobachtung: Der Klient wird gebeten, sein Arbeitsverhalten mindestens eine Woche lang selbst zu beobachten (vgl. Kapitel 3.4), entweder im Münsteraner Arbeitstagebuch (vgl. Höcker et al., 2017, 2021) oder in einem selbstgestalteten Protokoll mit den folgenden Variablen: geplante Arbeitszeitfenster, tatsächlich am Beispielprojekt gearbeitete Zeit mit Start, Ende, Unterbrechungen, Dauer effektiver Arbeit am Beispielprojekt in Minuten und ggf. Ersatztätigkeiten („stattdessen“).

Gedankenexperiment zur Arbeitszeitrestriktion

Zu (2) Erläuterung des Prinzips der Arbeitszeitrestriktion: Zum Einstieg in die Vermittlung der Arbeitszeitrestriktion empfehlen wir, mit einem Gedankenexperiment zu starten:

> Stellen Sie sich vor, Sie haben einen wichtigen Text zu erstellen *[oder passend zur Problematik des Klienten eine Präsentation etc.]* und dies viel zu lange vor sich hergeschoben. Inzwischen ist es allerhöchste Zeit. Sie haben sich dazu entschlossen, heute endlich damit an Ihrer Arbeitsstelle *[in Ihrem Büro, in einer Bibliothek oder auch in Ihrem Arbeitszimmer]* anzufangen. Sie

hatten bereits früher einmal alle notwendigen Unterlagen auf einem Datenträger zusammengestellt. Nun sind Sie morgens pünktlich an Ihrem Arbeitsplatz angelangt, wollen den Datenstick nehmen und beginnen – und merken, dass Sie den falschen mitgenommen haben, sodass aus Ihrem Plan nichts wird und Sie heute nicht beginnen können. Welches Gefühl löst das bei Ihnen aus? Was geschieht mit Ihrer Absicht? Kennen Sie solche Situationen?

Die Reaktion des Klienten auf das Dilemma soll erfragt und diskutiert werden. Die ausgelösten Gefühle können sehr unterschiedlich sein: von Erleichterung bis Ärger. Meistens zeigen Klienten mindestens eine von zwei unterschiedlichen Reaktionen: Sie ärgern sich über den plötzlichen Mangel an Arbeitsmöglichkeit, obwohl sie die Arbeit zuvor lange aufgeschoben haben. Oder sie gestatten sich die Freizeit eindeutig und ohne Schuldgefühle, weil Arbeiten nun mal einfach nicht möglich ist. Auch bei der Arbeitszeitrestriktion wird das Arbeiten begrenzt, aber nicht durch äußere Umstände, sondern durch eine selbst auferlegte begrenzte Zeitstruktur. Das Beispiel kann dann auf das individuelle Erklärungsmodell und auf die Methode der Arbeitszeitrestriktion übertragen werden.

Perspektivwechsel: Arbeiten dürfen statt Arbeiten müssen

Ableitung der Methode der Arbeitszeitrestriktion

Erläutert werden sollte, dass mit dieser Methode eine Veränderung der motivationalen Dynamik durch einen Perspektivwechsel angestrebt wird. Die Person in dem besprochenen Beispiel erlebt aufgrund des Sachverhalts, jetzt nicht arbeiten zu können, obwohl sie „gerade jetzt" arbeiten möchte, verstärkt das Bedürfnis, sich der Aufgabe zu widmen. Dem Klienten sollte das Prinzip der Arbeitszeitrestriktion und seine methodische Umsetzung erklärt werden. Wir empfehlen auch, darüber zu sprechen, wie Pausen in größere Arbeitseinheiten integriert und der Biorhythmus bei der Festlegung der Arbeitszeitfenster berücksichtigt werden kann. Die Stichpunkte auf dem „Merkblatt: Arbeitszeitrestriktion" (vgl. S. 101) können bei der Erläuterung als Gedächtnisstütze dienen und dem Klienten mitgegeben werden.

Merke

Das Verständnis der Methode und des Ziels ist essenziell für die Compliance der Klienten und die Wirksamkeit der Methode. Die Klienten sollten daher das Prinzip mit ihren eigenen Worten wiedergeben können und Gelegenheit haben, Fragen dazu zu stellen und mögliche Bedenken zu äußern, die sorgfältig besprochen werden sollten.

Zu (3) Erste Festlegung der Arbeitszeitfenster: Nach der Einführung folgt die gemeinsame Festlegung der Arbeitszeitfenster auf der Grundlage der Selbstbeobachtungsprotokolle (vgl. „Merkblatt: Arbeitszeitrestriktion").

Beispiel

Hat ein Klient z. B. eine „erlaubte" Arbeitszeit von 90 Minuten, so kann diese Zeit auf zwei gleich große Fenster zu je 45 Minuten aufgeteilt werden (empfohlen), oder auf verschieden große Arbeitszeitfenster, wie z. B. 60 und 30 Minuten. Zwischen den Arbeitszeitfenstern sollten mindestens 20 Minuten liegen.

Zu (4) Einplanung der Arbeitszeitfenster im Wochenplan: Nach der Festlegung der Dauer der beiden Arbeitseinheiten pro Arbeitstag für die kommende Woche empfehlen wir, die Arbeitstage und Arbeitszeitfenster für die kommende Woche gemeinsam in einen Wochenplan (z. B. digital im Handy des Klienten oder in einen Wochen-Stundenplan) nach der sogenannten „Unschedule-Methode" einzutragen. Dies erhöht die Verbindlichkeit und führt zur realistischen Berücksichtigung anderer Arbeitsnotwendigkeiten und zur Sicherstellung ausreichender Zeiten für Erholung und andere Aktivitäten (damit nicht „ständig etwas Wichtiges dazwischenkommt"). Dazu wird der Klient gebeten, zunächst alle für ihn festen Termine, wie z. B. Meetings, sonstige Arbeitszeiten, Seminare, feste private Termine (Verabredungen, feste Sportkurse etc.), Mittagspause mit Kollegen usw. einzutragen, innerhalb derer er nicht an seinem aufgeschobenen Projekt arbeiten kann (d. h. bisheriger „Schedule" = bisheriger fester Terminplan). Erst dann legt er seine Arbeitseinheiten für die kommende Woche im Wochenplan fest[3]:

Die Unschedule-Methode

- Empfohlen wird, wenn möglich, mindestens 1 bis 2 arbeitsfreie Tage pro Woche (z. B. am Wochenende) einzuplanen. Diese werden im Wochenplan gekennzeichnet.
- Pro Arbeitstag soll der Klient zwei Arbeitszeitfenster immer gleicher Dauer festlegen.

Zu (5) Weiterführung der Selbstbeobachtung: Die Nutzung der Arbeitszeitfenster soll möglichst direkt im Anschluss im Arbeitstagebuch oder im selbsterstellten Protokollbogen eingetragen werden.

Zu (6) Besprechung der Arbeitseffizienz und Festlegung der neuen Arbeitszeitfenster: In den kommenden Sitzungen wird die Arbeitseffizienz des Klienten aus der vergangenen Woche jeweils neu berechnet und die Arbeitszeitfenster werden nach den oben genannten Regeln entsprechend erhöht. Der Klient sollte die neuen Arbeitszeitfenster anfangs direkt in der Sitzung im Wochenplan festlegen. Im weiteren Verlauf sollte die Verantwortung für die

3 Ist im Folgenden von Arbeitszeit oder Arbeitstagen die Rede, handelt es sich immer um Arbeitszeit am ansonsten aufgeschobenen Beispielprojekt, bzw. um Tage, an denen der Klient an seinem Beispielprojekt arbeitet. Je nach individuellen Bedingungen kann es sinnvoll sein, nur drei Arbeitstage in der Woche am Beispielprojekt zu arbeiten, wenn es sich z. B. um ein bestimmtes Projekt innerhalb des Jobs handelt (z. B. im Fall von Frau S. die Erstellung eines Marketingkonzeptes).

Planung zunehmend dem Klienten übertragen werden. Der Klient sollte darauf aufmerksam gemacht werden, dass er zwei Möglichkeiten zur Erhöhung der Arbeitszeit hat: einmal in den Sitzungen auf der Basis des Wochenergebnisses und bei 100 % Arbeitseffizienz zusätzlich auch selbstständig von Tag zu Tag.

Zwei Möglichkeiten der Erweiterung der Arbeitszeitfenster

Zu (7) Einsatz weiterer Methoden: Bei zufriedenstellender Steigerung der effizienten Arbeitszeit (i.d.R. der Fall) kann parallel mit der Anwendung der weiteren Methoden (z.B. Bedingungsmanagement oder Modul Realistisch Planen) begonnen werden. Wenn die Steigerung der effizienten Arbeitszeit „schleppend" verläuft, sollte eine Motivationsschleife durchlaufen werden (vgl. Kapitel 4.10).

Hinweis

Dem Einwand von Klienten „Ich bin doch gekommen, weil ich mehr arbeiten will, warum soll ich mich jetzt beschränken?" kann folgendermaßen begegnet werden: Realistisch gesehen geht kaum etwas an tatsächlicher Arbeitszeit verloren, da sich die Dauer der erlaubten Arbeitszeitfenster an einer für den Klienten realistischen Zeitspanne orientiert (an der durchschnittlichen Arbeitsdauer pro Tag laut der Tagebucheinträge der vergangenen Woche). Eingeschränkt wird lediglich die Option auf Mehrarbeit über die Zeit hinaus, was aber zu einem erhöhten wahrgenommenen Wert und einer erhöhten Effizienz der vorhandenen Arbeitszeit führt. Erfahrungsgemäß führt die Arbeitszeitrestriktion zu einem systematischen und zügigen Aufbau effektiv genutzter Arbeitszeit.

Nicht aufhören wollen zu arbeiten

Für das Funktionieren dieser Methode ist es wichtig, die Klienten glaubwürdig dazu zu verpflichten, nur die Dauer der definierten Arbeitszeitfenster zu nutzen und nicht darüber hinaus zu arbeiten. Psychische Entlastung kann nur dann stattfinden, wenn die Klienten das Arbeiten außerhalb der Arbeitszeitfenster ausschließen und dadurch wieder lernen, Arbeit und Freizeit voneinander zu unterscheiden. Die neue Erfahrung, eine Arbeitseinheit abschließen zu müssen, obwohl man noch arbeiten möchte, ist verstärkend, steigert den Anreiz zum pünktlichen Beginn der nächsten Arbeitseinheit und führt darüber zu einer Verringerung der Prokrastination.

4.5 Bedingungsmanagement

In der kognitiven Verhaltenstherapie gehen wir davon aus, dass Verhalten u.a. durch vorausgehende und nachfolgende Bedingungen gesteuert wird. Das sogenannte Bedingungsmanagement ist daher zentral für Veränderungen. Die relevanten zu bearbeitenden Bedingungen, die für den Klienten besonders günstig oder ungünstig für effizientes Arbeiten sind, leiten sich aus der Verhaltens- bzw. Bedingungsanalyse ab. Ziel ist es, diese so zu modifizieren, dass der Klient sich selbst in die Lage versetzt, möglichst angenehm und effizient zu arbeiten.

Wir möchten hier ausgewählte Bereiche des Bedingungsmanagements vorstellen, von denen wir wissen, dass sie häufig bei Arbeitsproblemen relevant sind. Dazu gehören besonders Selbstverstärkung, Arbeitsplatzgestaltung und der Umgang mit Störungen von außen oder innen, die den Klienten von der Arbeit abhalten oder Versuchungen zum Aufschieben darstellen.

4.5.1 Selbstverstärkung

Selbstverstärkung ist eine gute Möglichkeit für den Klienten, sich selbst zu motivieren und auch bei langfristigen Projekten kurzfristige positive Anreize zu schaffen. Die Belohnungen müssen dabei nicht materiell sein, sondern können auch aus positiven Aktivitäten oder positiven Selbstverbalisationen, wie z.B. einem ernst gemeinten Selbstlob, bestehen. Es ist hilfreich, wenn Klienten sich nicht erst belohnen, wenn sie ihr gesamtes Projekt erfolgreich abgeschlossen haben, sondern sich zeitnah für das Erreichen selbst gesetzter Zwischenziele verstärken.

Skepsis überwinden

In der Praxis der Kindertherapie hat systematische Verstärkung beispielsweise in Form von Token-Programmen einen festen Platz. In der Behandlung Erwachsener jedoch wird dieses erfolgversprechende, genuin verhaltenstherapeutische Prinzip oft vernachlässigt. Klienten neigen häufig dazu, Leistungen und Erfolge für selbstverständlich zu halten, sie zu bagatellisieren und sogar abzuwerten. Aus dieser Haltung heraus sind sie kaum bereit, Lob anzunehmen und ihre Fortschritte durch Selbstbelohnung zu würdigen. Auch wird der gezielt eingesetzten materiellen Verstärkung gern unterstellt, dass sie manipulativ die eigentlich anzustrebende „intrinsische Motivation" untergrabe. Hier ist auf therapeutischer Seite Überzeugungsarbeit gefragt, um die Betroffenen zumindest zur Erprobung in Verhaltensexperimenten zu bewegen. Im Nachhinein wird Selbstbelohnung oft von zuvor skeptischen Klienten als wichtige motivierende Methode genannt. Eine Sonderform der Arbeit mit Verstärkern ist der kontingente Verstärkerentzug, auf den wir bei der Behandlung schwieriger Situationen in Kapitel 4.10 kurz eingehen.

Bei Selbstverstärkung auf Kontingenz achten

Selbstverstärkung wirkt nur dann verhaltenssteuernd, wenn sie kontingent eingesetzt wird, d.h. auch spezifisch an die Zielerreichung gekoppelt ist. Das bedeutet, eine Belohnung kann nur dann verhaltenssteuernd wirken, wenn der Klient sie ausschließlich dann einsetzt, wenn er das selbst definierte Kriterium auch erreicht hat.

4.5.2 Arbeitsplatzwahl und Arbeitsplatzgestaltung

Bei der Besprechung der Arbeitsplatzgestaltung können Klienten angeregt werden, die Wahl ihres Arbeitsplatzes zu prüfen und ggf. einen Wechsel in Betracht zu ziehen. Zu diesem Zweck werden die Vor- und Nachteile verschiedener Arbeitsplätze (am Schreibtisch im Büro, in einem gebuchten Besprechungsraum, zu Hause, in der Bibliothek etc.) diskutiert. Der Arbeitsplatzwechsel kann über das Ausschalten bekannter Störquellen und Ablenkungsmöglichkeiten den Klienten dabei unterstützen, seine Arbeitseinheiten wie geplant durchzuführen („Stimuluskontrolle"). Ein Arbeitsplatzwechsel bietet sich vor allem bei Klienten an, die sich in ihrer gewohnten Umgebung nicht eigenständig gegen alternative Tätigkeiten oder Reize abschirmen können, oder die immer wieder aufgrund externer Störungen die Arbeit unterbrechen und dann nicht wieder aufnehmen.

Arbeitsort bewusst wählen

Den Klienten sollte geraten werden, als Arbeitsplatz einen Ort zu wählen, an dem sie sich konzentrieren können und sich wohlfühlen. Um als diskriminativer Stimulus für Arbeit wirken zu können, sollte der Arbeitsplatz ausschließlich zum Arbeiten genutzt werden („Signalwirkung" des Arbeitsplatzes durch Erhöhung der Spezifität). Gut eignen sich für manche Klienten auch öffentliche Arbeitsplätze, wie zum Beispiel eine Bibliothek oder ein Café, an denen andere Personen sehen können, ob sie arbeiten oder nicht. Das Aufsuchen eines Ortes außerhalb der eigenen Wohnung reduziert die Gelegenheit zu möglichen Ersatztätigkeiten und führt mit der mentalen Voreinstellung, „Ich gehe jetzt zur Arbeit, und hinterher habe ich Feierabend!" zur Motivationserhöhung und zur Unterscheidung zwischen Arbeitszeit und Freizeit. Wenn ein Klient der Wahl eines voraussichtlich besseren Arbeitsplatzes an einem anderem Ort skeptisch gegenübersteht, lohnt sich die Überprüfung durch Verhaltensexperimente.

Arbeitsplatz günstig gestalten

Sollte ein Klient am Schreibtisch arbeiten, benötigt er eine ausreichende Arbeitsfläche, einen bequemen, möglichst verstellbaren Stuhl, Ruhe, gute Belüftung, genügend Licht und eine angenehme Raumtemperatur. An den Arbeitsplatz gehört nur, was zum Arbeiten gebraucht wird, d.h. Arbeitsunterlagen, ggf. PC, notwendige Dateien, Papier, Karteikarten, Literatur, Stifte etc. Dazu können auch ausgewählte Dinge gehören, die eine positive Atmosphäre schaffen, aber keine Ablenkung darstellen. Nicht an den Arbeitsplatz gehört, was vom Arbeiten ablenkt und die Konzentration stört.

4.5.3 Umgang mit Störungen

Äußere und innere Störungen

Störungen sind besonders dann ein Problem, wenn sie große Versuchungen darstellen, die Arbeit aufzuschieben oder länger zu unterbrechen, und wenn sie die konzentrierte, zügige Erledigung von Aufgaben beeinträchtigen. Wenn wir über Störungen sprechen, denken wir meistens zunächst an Störungen von außen: nicht vorhersehbare dringliche andere Aufträge an der Arbeitsstelle, unangekündigter Besuch, Anrufe, Lärm oder sonstige Ablenkungen, wie Musik, Fernsehen etc. Es gibt jedoch auch Störungen „von innen“, zum Beispiel körperliche Störungen wie Unwohlsein, Müdigkeit, Hunger, Durst, aber auch gedankliche, wie andere Absichten, Grübeleien, Sorgen oder Tagträume. Einige dieser Störungen können Klienten mit den folgenden Hinweisen bereits im Vorfeld vermeiden.

Störungen unterbinden

Wenn im Kalender Zeiten für das Arbeitsvorhaben eingetragen werden, sollte mit dem Klienten im Vorfeld besprochen werden, wie er ungestörte Arbeitszeit etablieren kann:

- Zur Abschirmung könnte er in diesen Zeiten die Bürotür schließen, ggf. Sekretär oder Kollegen informieren, einen Termin im Kalender einstellen oder ein „Bitte nicht stören“-Schild an der Tür anbringen.
- Er könnte dafür sorgen, dass keine Anrufe bzw. Nachrichten zu ihm durchkommen: Handy ausschalten oder auf lautlos stellen, E-Mail-Programm schließen, Benachrichtigungstöne ausstellen.
- Er sollte Ablenkung, z. B. durch Radio, Musik, andere Computerprogramme oder Fernsehen vermeiden.
- Er sollte Dinge, die „Ablenkungs-Versuchungen“ darstellen, am besten gleich in einen anderen Raum verbannen: Handy, Fernseher, Zeitschriften; auch PC oder Tablet, falls diese für die Arbeit nicht nötig sind.
- Zur Organisation einer eindeutigen Arbeitsumgebung gehört auch die Ankündigung gegenüber Kollegen, Partnern oder Familienangehörigen/ Mitbewohnern und die freundliche Vertröstung spontaner Besucher auf später.

Stimuluskontrolle

Erliegt der Klient immer wieder ähnlichen Ablenkungen, dann sollte besprochen werden, wie er sich den Zugang dazu erschweren kann. Wenn er den PC für seine Arbeit benötigt, aber hartnäckig dazu neigt, anstelle der vorgenommenen Arbeiten ausgedehnt im Internet zu surfen, kann er eine spezielle Software nutzen, die ihm den Zugang zu bestimmten Internetadressen oder Apps für festgelegte Zeiten blockiert. Wenn er diese Blocker jedoch in Versuchungssituationen doch umgehen sollte, können gemeinsam rigorosere Lösungen überlegt werden, wie etwa für die Dauer seines Projekts bestimmte Programme zu deinstallieren oder zeitweise die WLAN-Verbindung zu kappen.

„Innere Störungen“

Bei anderen Störungen, insbesondere bei den „inneren Störungen“, lohnt sich die Frage, warum der Klient sich gerade jetzt so müde, unwohl oder hungrig fühlt. Ihm kann empfohlen werden, der Ursache des Gefühls zügig auf den Grund zu gehen und realistisch einzuschätzen, wie sehr ihn die Empfindung vom Arbeiten abhält und wann bzw. nach welcher Maßnahme er weiterarbeiten kann. Wenn sich dabei eine Systematik herausstellt, dass ihn beispielsweise „Hunger“ regelmäßig beim Arbeiten beeinträchtigt, kann gemeinsam überlegt werden, was er tun könnte, um die „Störung“ in Zukunft möglichst gar nicht mehr aufkommen zu lassen.

Gedankliche Ablenkung

Wird der Klient häufig durch Grübeln, Sorgen oder Tagträume gestört, kann er sich vor dem Arbeitsbeginn ein paar Minuten Zeit nehmen, um diese aufzuschreiben, den Zettel wegzulegen, sich damit davon abzulösen und zur Ruhe zu kommen. Danach kann er sich bewusst auf die Aufgabe einstellen. Wird er während des Arbeitens immer wieder durch Grübeleien oder Sorgen gestört, so kann man ihn bitten, diese entweder im Sinne der MBCT (mindfulness-based cognitive therapy) wertungsfrei zu akzeptieren und „wie Wolken an sich vorbeiziehen zu lassen“, oder beim Empfinden von Dringlichkeit jeweils nur ein kurzes Stichwort zu notieren und den Zettel dann für eine spätere Beschäftigung damit wegzulegen. Er sollte dann für einen späteren Zeitpunkt am Tag einen Ort und eine klar begrenzte Zeitdauer festlegen, in der er sich konzentriert und schriftlich mit seinen Gedanken, Sorgen und Fragen beschäftigen möchte (sogenannter Sorgenstuhl). So kann er während seiner Arbeitszeit seine Konzentration halten und ist gleichzeitig versichert, dass er sich später noch mit den Gedanken und Sorgen befassen wird – nur eben nicht jetzt. Sollten anhaltend und exzessiv immer wieder Sorgen auftreten, sollte differenzialdiagnostisch geprüft werden, ob eine Generalisierte Angststörung vorliegt.

4.6 Modul Realistisch Planen

Prinzip und Zielsetzung

Nach dem Rubikon-Modell (vgl. Abbildung 2) kommt es mit der Bildung einer Absicht zum Abschluss der ersten Phase. Im Anschluss daran muss ein Klient in der zweiten Phase dafür sorgen, dass er die Handlungsabsicht aufrechterhält und von konkurrierenden Handlungstendenzen abschirmt. Studien belegen, dass eine explizite, konkrete Planung die Ausführung einer Handlung wahrscheinlicher macht (z. B. Gollwitzer, 1991; Oettingen, 2015).

Realistische Planung schützt vor Misserfolgen und Frustration, die ein Klient immer wieder erlebt hat, wenn er wieder einmal nicht das geschafft hat, was er sich vorgenommen hat. In der hier angewandten Methode werden zudem größere Aufgaben in eine zeitlich überschaubare Reihenfolge von machbaren Teilschritten zerlegt. Realistische Planung schafft die Voraussetzung dafür, durch erste Erfolge positive Referenzerlebnisse zu generieren und sich so zu motivieren, eine Aufgabe aktiv anzugehen. Sie hilft dem Klienten dabei, an einem Projekt konzentriert zu arbeiten, ohne ständig daran zu denken, was er alles sonst noch erledigen „müsste“.

„Daumenregeln“:

So gelingt die Realistische Planung

- Zu berücksichtigen ist die Konzentrationsfähigkeit des Klienten: Die Dauer der Arbeitseinheiten nicht länger planen, als er sich erfahrungsgemäß konzentrieren kann.
- Für schwierige Aufgaben mehr Zeit einplanen als für einfache Routinetätigkeiten.
- Prüfen: Arbeitet ein Klient lieber in großen Arbeitseinheiten (jeweils mit Pausen, denn Pausen gehören zu einem effizienten Arbeitsprozess) oder lieber in mehreren kleinen Teilabschnitten, die jeweils von Blöcken mit anderen Tätigkeiten abgelöst werden? Die passende „Zeit am Stück“ unter Umständen individuell durch Experimentieren bestimmen.

Herausforderung: Die passende Arbeitsmenge einschätzen

Häufig wissen Klienten nicht, wie viel Arbeit sie sich für eine Arbeitseinheit vornehmen sollen, bzw. was sie realistischerweise in einer bestimmten Zeitspanne schaffen können. Das hängt von verschiedenen Faktoren ab, wie z. B. Konzentrationsfähigkeit, Schwierigkeit der Aufgabe, auftretenden Hindernissen oder individuellem Arbeitstempo. In diesen Fällen eignet sich die Methode „Realistische Planung und Bewertung“ (vgl. Anhang, S. 104) gut, um zunehmend besser einschätzen zu lernen, wie viel der Klient in einer bestimmten Zeit erledigen kann.

Arbeitsschritte definieren

Wird der Klient angeleitet, die einzelnen Arbeitsschritte der Aufgabe in der bevorstehenden Arbeitseinheit zu benennen und in eine passende Reihenfolge zu bringen, wird es für ihn einfacher, realistisch abzuschätzen, was er insgesamt in der geplanten Zeit leisten kann. Auch erleichtert die genauere Vorstellung des jeweils anstehenden Schritts die Handlungsinitiierung und zielgerichtetes Arbeiten. Die Aufteilung in überschaubare Einzelschritte sorgt für mehr unmittelbar verstärkte Teilerfolge.

Verhältnismäßig planen

Die Planung sollte nicht zu kleinteilig-detailliert sein, damit sie nicht selbst durch Aufschieben der eigentlichen Aufgabenbearbeitung zu einer Vermeidungsstrategie wird. Wenn Klienten dazu neigen, zu detailliert zu planen, kommt hinzu, dass sie oft auch nicht flexibel auf eventuelle Abweichungen und Änderungsnotwendigkeiten reagieren. Aber auch eine zu vage oberflächliche Planung erschwert die effiziente praktische Erledigung des Vorhabens.

Unangenehmes oder Angenehmes zuerst?

Mit dem Klienten ist zu überlegen, ob er schwierigere oder unangenehmere Tätigkeiten an den Anfang und leichtere oder angenehmere Aufgaben ans Ende der Arbeitseinheiten setzen möchte. Es kann psychologisch gesehen vorteilhaft sein, die unangenehmste Aufgabe zuerst zu erledigen. So hat der Klient den größten Widerwillen gleich am Anfang überwunden und der Rest fällt ihm leichter. Das ist auch bei unterschiedlich schwierigen Aufgaben sinnvoll: Damit nutzt er gleichzeitig auch seine Konzentrationsfähigkeit am effektivsten. Falls einem Klient aber der Beginn leichter fällt, wenn die „Latte der Anfangs-Hürde“ zunächst niedriger gelegt wird, kann er sich mit ersten einfachen Teilschritten der Aufgabe besser annähern. Die auf Dauer am meisten Erfolg versprechende Variante findet man am besten durch praktische Erprobung.

50%-Regel

Menschen, die häufig aufschieben, neigen dazu, zu überschätzen, was sie in einer bestimmten Zeiteinheit erledigen können. Bei der Einführung der 50%-Regel wird der Klient gebeten, zunächst spontan einen Plan für die betreffende Arbeitseinheit zu machen und anschließend die vorgenommene Arbeitsmenge probeweise um 50% zu reduzieren. Das kostet am Anfang Überwindung, trifft aber zur Überraschung der Klienten in den meisten Fällen ziemlich genau das tatsächlich Geschaffte und beugt wiederholter Frustration vor. Bei zunehmender Planungskompetenz kann die Regel ausgeschlichen werden.

Erholungspausen einplanen

Pausen gehören zum Arbeitsprozess. Um sich zu erholen und danach wieder wach und konzentriert arbeiten zu können, sollten Klienten auf folgende Grundregeln achten:

- Ende der Tagesarbeitszeit festlegen, z.B. „Spätestens um 19 Uhr höre ich auf zu arbeiten!“
- Planung fester Mittagspausen
- Gesund und ausreichend essen und trinken, um konzentriert zu bleiben. Traubenzucker oder „schnelle Kohlenhydrate“ wie Süßigkeiten eignen sich nicht. Sie lassen den Blutzuckerspiegel zunächst in die Höhe schnellen, der dann aufgrund der hohen Menge ausgeschütteten Insulins jedoch schnell drastisch wieder abfällt. Das kann die Konzentration beeinträchtigen und zu Müdigkeit und Antriebsverlust führen.
- Die Arbeitseinheiten sollten – gerade bei aversiven oder anstrengenden Aufgaben – nicht zu lange dauern, damit auch ein Ende absehbar ist.

Praktisches Vorgehen im Modul Realistisch Planen

Für die Inhalte des Moduls sind mindestens zwei Sitzungen zu veranschlagen. Meist ist es sinnvoll, die realistische Planung auch im weiteren Verlauf immer wieder aufzugreifen und anhand der Arbeitsergebnisse zu evaluieren, wie realistisch die jeweilige Planung war, und ggf. das Vorgehen wiederholt zu modifizieren, um auch für spätere Projekte die Planungskompetenz des Klienten weiter auszubauen.

Gemeinsame Planung mithilfe des Arbeitsmaterials „Realistische Planung und Bewertung“

Sitzung 1: Einführung und Planung für Woche 1. Zur Einführung des Moduls Realistisch Planen kann auf Phase 2 des Rubikon-Modells (vgl. Abbildung 2 und Karte am Ende des Buches) rückverwiesen werden. Es folgt die Ableitung der Methode aus den oben beschriebenen Prinzipien. Dann erfolgt beispielhaft die gemeinsame Planung mit dem Klienten für die nächste anstehende Arbeitseinheit anhand von Teil 1 des Arbeitsmaterials „Realistische Planung und Bewertung“ (vgl. Kasten und Anhang, S. 104), das in seinem zweiten Teil auch die darauffolgende Bewertung der Arbeitseinheit erlaubt.

Leitfragen „Realistische Planung und Bewertung“

Planung:

- Welches Teilziel will ich in der Arbeitseinheit verfolgen?
- An welchen Ergebnissen werde ich erkennen, dass ich das Teilziel erreicht habe?
- Wie werde ich vorgehen? (Einzelschritte, Reihenfolge, Hilfsmittel)
- Wie viele Pausen will ich machen und wie lange?
- Worauf will ich bei meinem Arbeitsverhalten besonders achten?
- Wenn es mir schwerfällt anzufangen oder durchzuhalten: Wie werde ich mich motivieren? Worin besteht der erste, allerkleinste denkbare Schritt?

Bewertung:

- Habe ich das geplante Ziel verfolgt? Wenn nein, welches dann? Bewertung (Sinnvoll? Realistisch?)
- Was habe ich konkret erreicht? Vergleich mit der Erwartung?
- Wie bin ich vorgegangen: Planbefolgung und Effizienz (+/0/−)? Zielerreichung (%)?
- Ist es mir gelungen, auf den ausgewählten Aspekt zu achten? Auswirkungen? Ergebnisse?
- Gelingen der Selbstmotivierung? Zusätzliche Beobachtungen? Schlussfolgerungen für die nächste Arbeitseinheit?

Es wird vereinbart, dass der Klient in der folgenden Woche entweder jeweils für die erste Arbeitseinheit des Tages oder für jede Arbeitseinheit an seinem Beispielprojekt die Methode anwendet (je nachdem, was realistisch erscheint). Als besonders hilfreich hat sich erwiesen, die Planung (Teil 1) zu Beginn der Arbeitseinheit durchzulesen und sowohl die Bewertung der Arbeitseinheit (Teil 2) als auch die Planung für die nächste Einheit direkt am Ende der Arbeitseinheit auszufüllen.

Sitzung 2: Auswertung der Erfahrungen und Modifikation. In der zweiten Sitzung (und ggf. weiteren) werden zunächst die Erfahrungen mit der Methode ausgewertet. Wir empfehlen, ausgewählte Arbeitseinheiten genauer zu besprechen (anstatt „alles ein bisschen“). Beispielsweise jeweils die erste Einheit des Tages oder eine gute, eine schlechte und eine typische Arbeitseinheit. Leitfragen zur Auswertung:

- Was ist bei der Planung und Bewertung gut gelungen?
- Was war an der Planung schwierig?
- War die zeitliche und inhaltliche Planung realistisch?
- Waren die geplanten Schritte zur Zielerreichung sinnvoll festgelegt (oder z. B. zu vage oder zu detailliert)?

- Gab es Schwierigkeiten bei der Durchführung (Beginn, Dauer, Effizienz)? Wurden persönlich relevante Aspekte beachtet?
- Wurden die eingeplanten Pausen eingehalten und wie geplant wieder beendet?
- Falls aufgeschoben oder unterbrochen wurde: Welche Ersatztätigkeiten wurden ausgeführt?
- Falls Schwierigkeiten auftraten: Wie soll die Planung modifiziert werden, damit es in der kommenden Arbeitswoche leichter fällt, Schwierigkeiten zu vermeiden, bzw. besser zu bewältigen?

Auf Basis der Ergebnisse wird das Vorgehen bei der Planung modifiziert. Die Klienten sollten die Modifikationen notieren und die Methode wie besprochen weiterführen.

Pausen

Häufige Schwierigkeiten bestehen darin, dass nicht genügend Pausen gemacht werden oder dass es nicht gelingt, die Pausen wie geplant zu beenden. Hilfreich ist, sowohl den Beginn als auch die Länge der Pausen zu planen. Für die Pausengestaltung sollten möglichst kurze Tätigkeiten mit natürlichem Ende gewählt werden, z.B. ein Getränk holen oder kurz aufstehen und sich etwas bewegen. Wenig geeignet sind Tätigkeiten, mit denen der Klient die Pausen leicht überzieht oder mit denen er sonst das Arbeiten aufschiebt, wie fernsehen, telefonieren oder WhatsApp beantworten. Tätigkeiten, die der Arbeit sehr ähnlich sind (etwa E-Mails beantworten), haben wenig Erholungswert und sind deshalb ebenfalls nicht gut geeignet. Wenn absehbar ist, dass die Beendigung der Pausen eine Schwierigkeit darstellt, kann der Klient sich einen Wecker stellen, um sich an die rechtzeitige Beendigung der Pause zu erinnern.

4.7 Modul Pünktlich Beginnen

Dieses Modul ist durchaus auch früher im Behandlungsprozess einsetzbar, eventuell sogar ganz am Anfang. Selbst wenn ein Klient schon vorher mithilfe der Arbeitszeitrestriktion beim pünktlichen Beginnen der Arbeitseinheiten gute Fortschritte gemacht hat, kann er davon profitieren, den Fokus noch einmal darauf zu richten.

Prinzip und Zielsetzung

Dieses Modul bezieht sich auf das eigentliche Kernsymptom der Prokrastination, die aufgeschobene Handlungsinitiierung. Durch die explizite Bildung eines Gelegenheitsvorsatzes wird die Absichtsbildung – und damit das „Überschreiten des Rubikon“ hervorgehoben: Die selbstwertneutrale Rückkehr zur Unverbindlichkeit (z.B. „Das sollte ich vielleicht irgendwann mal machen, jetzt könnte ich auch ...") ist so nicht mehr möglich. Damit steigt die Wahrscheinlichkeit, dass das Vorhaben auch in die Tat umgesetzt wird.

Bildung eines Gelegenheitsvorsatzes

Die Methode dieses Moduls nutzt die im Rubikon-Modell der Handlungsphasen beschriebenen Bedingungen für eine erfolgreiche praktische Absichtsrealisierung (vgl. Kapitel 2.2). Schon in der Planungsphase (Phase 2) besteht die Aufgabe des Klienten neben der Planung der Handlung in der Abschirmung seiner Handlungsabsicht vor konkurrierenden Handlungstendenzen (Längs- und Querkonkurrenz). Die Planungsphase wird im Idealfall mit der Bildung eines Gelegenheitsvorsatzes (implementation intention; vgl. Gollwitzer, 1999) abgeschlossen, indem eine verbindliche Entscheidung über Zeit, Ort und Dauer der Arbeit sowie den ersten Arbeitsschritt getroffen wird. Die gezielte Bildung und Umsetzung solcher Gelegenheitsvorsätze zum gegebenen Zeitpunkt ist Ziel dieses Moduls.

Abschirmung gegen Versuchungen

Im Zentrum des Moduls steht der Umgang des Klienten mit der Querkonkurrenz: Durch das im Folgenden beschriebene methodische Vorgehen lernt der Klient, sich gegen Versuchungen zur Ausführung alternativer, attraktiverer – sozusagen quer konkurrierender – Handlungsabsichten abzuschirmen. Gleichzeitig wird der vorgenommene Zeitpunkt salient gemacht: Durch den Gelegenheitsvorsatz und die innere Ausrichtung darauf, sowie durch das Signal (z.B. Wecker), wird auch die Längskonkurrenz (späterer Zeitpunkte gegen den aktuell anstehenden) reduziert.

Einführung in die Methode

Bildung einer Gewohnheit und Einstimmung auf die Arbeitseinheit

In diesem Modul wird angestrebt, dass der Klient sich im unmittelbaren Vorfeld des geplanten Beginn-Zeitpunkts innerlich und äußerlich auf die Arbeit an der Aufgabe vorbereitet und sich durch eine solche „Bahnung" den beabsichtigten Handlungsstart erleichtert. Das enthaltene spezifische Ritual erleichtert die Bildung einer Gewohnheit. Dies ist essenziell, um den Einstieg in die Arbeit zu erleichtern:

Gelegenheitsvorsatz

1. *Einen Gelegenheitsvorsatz bilden:* Möglichst in „Wenn-Dann-Form" werden Beginn-Zeit, Ort, Dauer, evtl. Zusatzbedingungen und die vorgenommene Tätigkeit sowie der erste Schritt festgelegt.

Signal als Startschuss

2. *Signal:* Der Klient sollte sich ein Signal überlegen, das ihn kurz vor dem entscheidenden Zeitpunkt darauf hinweist, pünktlich zu beginnen. Das Signal soll ihn an den festen Vorsatz erinnern, gleich genau zum vorgenommenen Zeitpunkt mit der Aufgabe zu beginnen. Es fokussiert die Aufmerksamkeit auf die Gelegenheit, erhöht die Verbindlichkeit des Plans und gibt den „Startschuss" für das Arbeiten. Bei wiederholtem Einsatz erlangt es die Funktion als diskriminativer Stimulus die spezifische Handlungsbereitschaft zu konditionieren. Es können verschiedene Zeitmarker genutzt werden, nach denen direkt begonnen wird, z.B. Handywecker oder das Ende der Nachrichten oder einer Arbeitsbesprechung.

3. *Ritual:* Ein routinemäßig vor der Arbeit durchgeführtes, wiederkehrendes Ritual hilft dabei, sich innerlich auf die Arbeit einzustimmen und eine verlässliche Gewohnheit auszubilden: Bei der Festlegung des Rituals sollte darauf geachtet werden, dass eine kurze Handlung mit natürlichem Ende gewählt wird. Die Gefahr, darin „hängen zu bleiben", sollte gering sein. Wenig geeignete Rituale sind (ebenso wie in Pausen) z. B. Fernsehen, E-Mails checken, frühstücken oder ähnliche Tätigkeiten ohne klares Ende. Geeignete Rituale sind z. B. Hören eines motivierenden Songs, sich einen Kaffee machen oder eine kleine Sporteinheit, den Rechner hochfahren oder den Schreibtisch frei räumen und Arbeitsmaterial zurechtlegen. Die Zeitdauer eines Rituals sollte 10 Minuten nicht überschreiten. Optimal ist die Auswahl eines spezifischen Rituals, das nur für die Einstimmung auf die Arbeitseinheit verwendet wird (Positiv-Beispiel: „8.50 Uhr klingelt der Wecker, dann höre ich mein Lieblingslied und fahre dabei schon mal den Rechner hoch, dann lege ich los!"). **Ritual**
4. *Motivierender Leitsatz:* Der Klient hat zu Beginn der Arbeitseinheit die Aufgabe, sich zu motivieren sowie negative Emotionen herunter- und positive heraufzuregulieren. Er soll daher angeleitet werden, aus seinen konstruktiven, hilfreichen Gedanken einen motivierenden Leitsatz auszusuchen und vor Beginn der Arbeit bewusst daran zu denken (ggf. notieren auf Karteikarte, im Handy oder als Bildschirmbegrüßung einrichten). **Motivierender Leitsatz**

Praktisches Vorgehen im Modul Pünktlich Beginnen

Das Modul Pünktlich Beginnen ist für zwei Sitzungen konzipiert, kann aber bei Bedarf auch verlängert werden. In der ersten Sitzung wird das Vorgehen begründet, erläutert und in eine konkrete Arbeitsplanung überführt. In der zweiten Sitzung werden die Erfahrungen des Klienten mit der Methode besprochen und das Vorgehen gegebenenfalls modifiziert.

Sitzung 1: Einführung und Planung für Woche 1. Zur Einordnung für den Klienten kann zu Beginn des Moduls auf die Bedeutung des Übergangs von Phase 2 zu Phase 3 im Rubikon-Modell (vgl. Karte am Ende des Buches sowie Kapitel 2.2) bei Prokrastination verwiesen werden. Es folgt die Ableitung und Erklärung der Methode aus den oben beschriebenen Prinzipien. Im Anschluss kann gemeinsam mit dem Klienten am Beispiel seines eigenen Projekts eine konkrete Planung für die nächste anstehende Arbeitseinheit erarbeitet und vom Klienten im Arbeitsmaterial „Schritte zum pünktlichen Beginnen" (vgl. Anhang, S. 106) eingetragen werden. Für viele Klienten ist hier die Ergänzung einer kurzen Mindestarbeitsdauer hilfreich (z. B. „Ich werde mindestens 20 Minuten konzentriert arbeiten.").

Es ist günstig zu vereinbaren, dass der Klient in der folgenden Woche an jedem Arbeitstag mindestens für seine erste Arbeitseinheit die Methode anwendet.

Wie auch in den anderen Modulen, steht es ihm natürlich frei, die Methode auch in den anderen Arbeitseinheiten des Tages zu nutzen. Direkt nach dieser Arbeitseinheit kann er auf dem aktuellen Bogen bei allen vier Punkten durch einfache Symbole +/0/– kennzeichnen, wie ihm die Anwendung gelungen ist.

Sitzung 2: Auswertung und Modifikation. In der nächsten Sitzung empfehlen wir die Auswertung der Erfahrungen des Klienten und die Modifikation des Vorgehens für die kommende Arbeitswoche. Bei der Auswertung der Erfahrungen sollte auf folgende Aspekte geachtet werden:

- Wie oft hat der Klient die Methode ausprobiert?
- Wie gelang das rechtzeitige Erinnern an das Einstiegsritual und an den pünktlichen Arbeitsbeginn?
- Wie oft und im Durchschnitt wie lange (in Minuten) hat er aufgeschoben?
- Was hat er ggf. gemacht, anstatt zu arbeiten?
- Was war günstig und was ungünstig bezüglich des pünktlichen Beginnens?
- Wie haben sich die einzelnen Komponenten der Technik auf die Pünktlichkeit und die Leichtigkeit des Beginnens ausgewirkt? Wie passend waren sie und wo gab es Schwierigkeiten?
    1. Gelegenheitsvorsatz,
    2. Signal,
    3. Ritual und
    4. motivierender Leitsatz.
- Was folgt aus den Erfahrungen für das Ziel pünktliches Beginnen in der folgenden Woche?

Erfolge sollten analysiert, gewürdigt und verstärkt werden. Falls es Schwierigkeiten bei der Durchführung gab oder Optimierungspotenzial erkennbar ist, sollte gemeinsam erarbeitet werden, wie der Klient sein Vorgehen modifizieren kann, um in der kommenden Woche noch pünktlicher zu beginnen.

4.8 Rückfallprophylaxe: Fortschritte aufrechterhalten und Rückschritte vermeiden

Die Rückfallprophylaxe ist ein wesentlicher Teil jeder Verhaltensänderung und so auch hier wichtig, um Erfolge aufrechtzuerhalten und Rückschritte zu vermeiden. Dazu können die Notizen des Klienten zur Problemstellung (z. B. „Ich bin damit unzufrieden, dass ich …") vom Beginn der Behandlung und auch die späteren schriftlichen Unterlagen noch einmal durchgesehen werden. Zur Sicherung und Stabilisierung der erzielten Erfolge wird zunächst Bilanz über den bisherigen Veränderungsprozess gezogen und im Anschluss werden Überlegungen zur selbstständigen weiteren Anwendung der erprobten Methoden, zur Prävention von Rückschritten und zum Umgang mit möglichen Rückschritten angestellt.

Leitfragen zur Rückfallprophylaxe

Fortschritte feststellen:
- Was haben Sie erreicht?
- Was machen Sie anders?
- Inwiefern haben sich Ihre Gedanken und Einstellungen verändert?
- Inwiefern haben sich Ihre Gefühle bzgl. der Arbeit verändert?
- Was hat Ihnen am besten geholfen?

Erfolge sichern und ausweiten:
- Woran wollen Sie festhalten?
- Wie könnten Sie sich hindern? An welchem Verhalten würden Sie erkennen, dass Sie Rückschritte zulassen?
- Weitere Ziele: Woran wollen Sie noch arbeiten? Was möchten Sie (in definierten nächsten Zeitabschnitten) noch erreichen?
- Mithilfe welcher Mittel (Verhalten/Gedanken) können Sie das erreichen?
- In welchen Schritten wollen Sie vorgehen?

Empfehlungen zur Aufrechterhaltung der Fortschritte

Erfolgreiche Strategien beibehalten. Die besten Methoden nützen nichts, wenn sie nicht angewendet werden. Daher sollten Klienten dazu angeleitet werden, zu prüfen, was Ihnen am besten geholfen hat und welche dieser Strategien sie weiter anwenden können. Klienten kann etwa empfohlen werden, regelmäßig ihren Umgang mit wichtigen, langfristigen Aufgaben zu reflektieren – vielleicht in weiteren, zunächst wöchentlichen und später monatlichen „Check-ups" (Erinnerung per Handy oder Eintrag im Kalender) – um schnell zu registrieren, wenn sich alte Verhaltensmuster wieder einschleichen.

Schnell handeln, sobald Schwierigkeiten auftreten. Klienten sollten angeleitet werden, sofort zu handeln, wenn sie merken, dass sie wichtige Aufgaben wieder aufschieben und mit Ihrem Arbeitsverhalten unzufrieden sind. Um in einem solchen Fall nicht in ein „Alles-oder-nichts"-Denken zu verfallen und nach dem Prinzip „Jetzt ist es auch egal" die Arbeit völlig zu vermeiden, hilft es ihnen, schon jetzt zu planen, im Fall von Rückschritten ihre Notizen noch einmal anzusehen, die Methoden noch einmal nachzulesen und sie wieder nach den gelernten Prinzipien umzusetzen. Zusätzlich kann es sie motivieren, konkrete befristete Zielvereinbarungen mit anderen zu treffen oder sich mit Arbeitspartnern zu verabreden und auszutauschen.

Beibehaltung der Fortschritte als Leistung würdigen. Die Beibehaltung der Fortschritte ist gerade bei langfristigen Arbeitsprojekten mit entsprechendem Belohnungsaufschub eine Leistung, die angemessen gewürdigt werden sollte.

Sie erfordert viel persönliche Energie und verdient besondere Anerkennung. Die Motivation des Klienten zur positiven Selbstbewertung sollte gestärkt werden, indem er sich nach einzelnen Etappen seine Fortschritte in der zuverlässigen Weiterführung der eigenen Bemühungen immer wieder bewusst macht und sich dafür auch belohnt.

4.9 Effektivität und Empfehlungen zur Prioritätensetzung

4.9.1 Therapiestudien aus der Literatur

In der Literatur wurden verschiedenste Breitbandprogramme mit verschiedenen Kombinationen aus zumeist kognitiv-behavioralen Einzeltechniken zur Reduktion von Prokrastination vorgestellt. Die größte Schwierigkeit besteht dabei darin, dass durch die Kombination der Einzelmethoden in umfangreichen Breitbandprogrammen die Wirksamkeit der Einzelkomponenten in der Regel nicht beurteilt werden kann, sodass hier noch spezifische Forschung zur Wirksamkeit von Einzelkomponenten notwendig ist.

Effektstärken zwischen d = 0.21 und d = 1.64

Die berichteten Effektstärken für Kombinationsprogramme (bis zu 21 Stunden) bewegen sich zwischen d=0.21 und d=1.64. Die Anzahl der vorgeschlagenen Einzelmethoden ist dabei groß. Immer wieder beschrieben und in Kombinationsprogrammen angewendet wurden z. B. folgende Bausteine: Psychoedukation, Selbstbeobachtung, Stimuluskontrolle, Selbstverstärkung, Fremdkontrolle, Selbstmotivation, systematische Zielsetzung (z. B. SMART, vgl. Schouwenburg et al., 2004; Annäherungsziele, Pychyl & Binder, 2004), „Selbstmanagementmethoden", „Zeitmanagementmethoden", Erhöhung der Selbstwirksamkeit, Definition von Schritten, Prioritätensetzung (z. B. Eisenhower-Matrix, vgl. van Eerde, 2003), Wochen- und Tagespläne, kognitive Methoden, Anspruchssenkung und realistische Zielsetzung (Boice, 1989), Entspannung/Meditation, Verhaltensaktivierung, Konzentrationsübungen u. v. m.

Näheres über die Interventionsforschung bei Prokrastination aus der Literatur finden Interessierte bei Höcker et al. (2017). Hier soll nur ein Überblick gegeben werden.

Kombinationsprogramme mit verschiedenen zumeist kognitiv-verhaltenstherapeutischen Methoden

Ferrari et al. (1995) empfehlen mit ihrem kognitiv-behavioralen Breitbandbehandlungsansatz „Doing it Now" eine kombinierte Anwendung von Selbstbeobachtung, Informationsvermittlung, Entspannung, Kognitiver Umstrukturierung, Erhöhung von Selbstwirksamkeit und Zeitmanagementmethoden (zehn Sitzungen à 90 Minuten, N=67, d=0.70 gegenüber einer Wartelistenkontrollgruppe und d=0.35 gegenüber einer allgemeinen Gruppe zur Verbesserung „akademischer Skills").

Van Horebeek et al. (2004) entwickelten eine zehn Sitzungen umfassende Breitbandbehandlung aus Stimuluskontrolle, konkreter Zielsetzung und Selbstmanagementtechniken. Es zeigten sich positive Effekte auf die selbstberichtete Prokrastination: Im Prä-post-Vergleich der Werte auf der Subskala „Procrastination" des Tests Concerning Abilities and Examination wurde eine Effektstärke von d=0.31 erreicht.

Van Essen et al. (2004) evaluierten eine Breitbandbehandlung aus Selbstbeobachtung, Selbstverstärkung, Zielsetzung, Stimuluskontrolle, Konzentrationsübungen, Zen-Meditation und Psychoedukation (21 Stunden). Dabei konnte in dieser Studie kein Unterschied in der Effektivität gefunden werden, wenn zusätzlich rational-emotive Komponenten verwendet wurden (Effektstärken von d=1.09 vs. 1.12). Anzumerken ist an dieser Stelle, dass die Stichproben mit N=28 und N=29 Teilnehmern im Hinblick auf die Teststärke relativ klein waren. Festzuhalten bleibt, dass beide Kombinationsprogramme sehr gute Effekte auf die selbstberichtete Prokrastination hatten.

Auch Pychyl und Binder (2004) berichten von einer Kombinationsbehandlung aus kognitiven Methoden, Psychoedukation, der Festlegung von Schritten und Unterschritten zur Umsetzung persönlicher Projekte und der Arbeit mit Zeitplänen und Entspannung, die zu einer Reduktion der selbstberichteten Prokrastination führten. Im Prä-post-Vergleich werden signifikante Verbesserungen berichtet, leider jedoch keine Effektstärken, Mittelwerte oder Standardabweichungen angegeben.

Grunschel et al. (2018) überprüften bei Studierenden die Wirksamkeit eines Trainings in selbstreguliertem Lernen in fünf wöchentlichen Sitzungen à 90 Minuten. Im Vergleich zu einer unbehandelten Kontrollgruppe erreichten sie Verbesserungen der Fragebogenwerte zu Prokrastination (d=0.89), zu selbstreguliertem Lernen (d=0.55), Zeiteinteilung (d=0.64) und Konzentration (d=1.09). Die Kontrollgruppe wurde im Anschluss ebenfalls behandelt und verbesserte sich im intraindividuellen Vergleich vor und nach dem Training mit d=1.32.

Rozental, Forsström et al. (2018) verglichen bei Studierenden die Resultate eines achtwöchigen Gruppentrainings mit denen eines gleich langen Selbsthilfeprogramms. Beide Gruppen verbesserten sich in der Trainingszeit in gleichem Maße, mit Effektstärken von bis zu d=1.29. Aber nur die Teilnehmer am Gruppentraining behielten ihre Verbesserung bis zur Nachuntersuchung sechs Monate später bei. Die allein arbeitenden Teilnehmer des Selbsthilfeprogramms hatten sich in dieser Zeit wieder verschlechtert. Das Behandlungsprogramm enthielt eine differenzierte Zusammenstellung von kognitiven und behavioralen Ansätzen für die Verbesserung des Arbeitsverhaltens. Dazu gehörten u.A. Psychoedukation, Techniken der Zielsetzung, Selbstmotivation und Verhaltensaktivierung sowie Rückfallprophylaxe. Ähnliche Komponenten enthielt ein Selbsthilfeprogramm für Nichtstudierende (Alter M = 39 Jahre), das entweder völlig allein zu bearbeiten war, oder aber Kontakte mit einem Coach vorsah (Rozental et al., 2017). Beide Trainingsvarianten erreichten Verbesserungen in allen erhobenen Prokrastinationsmaßen (d = 0.97 bis 1.64) und auch in den Depressivitäts- und Angstwerten (d = 0.56 bis 0.66). Die Trainingsvarianten unterschieden sich aber nicht in der Wirksamkeit.

Metaanalysen

In einer ersten Metaanalyse über 15 Studien zur Evaluation von Programmen zur Prokrastinationsbehandlung berichteten Ferrari et al. (1995) bezüglich der Differenz zwischen Treatment- und Kontrollgruppe insgesamt eine klinisch nicht signifikante Effektstärke von d = 0.47. In einer späteren Metaanalyse fanden Rozental, Bennett et al. (2018) zwölf Untersuchungen (N = 718), in denen eine Behandlungsgruppe mit einer im gleichen Zeitraum nicht behandelten Probandengruppe verglichen wurde. Die Effektstärke (Hedges' g) für die Wirksamkeit der Trainings über alle Untersuchungen hinweg betrug lediglich g = 0.34. Drei der berücksichtigten Studien verwendeten KVT-Methoden und erreichten eine Effektstärke von g = 0.55.

Psychodynamische Ansätze

Weniger störungsspezifische Ansätze, wie der psychodynamische Ansatz, wurden bislang wenig positiv evaluiert (d = 0,21; Ferrari et al., 1995).

4.9.2 Wirksamkeit der hier beschriebenen Interventionsmethoden und Empfehlungen zur Prioritätensetzung

Unsere Behandlungsmethoden sind in ihrer Wirksamkeit in verschiedenen Studien mit sehr guten Resultaten empirisch belegt (zusammenfassend vgl. Höcker et al., 2017; Höcker, 2010). Um Aussagen über die Wirksamkeit kleinerer Methodeneinheiten treffen zu können, ist unser Ansatz modular aufgebaut, und es wurden Kombinationen der Module Arbeitszeitrestriktion und Bedingungsmanagement sowie Realistisch Planen und Pünktlich Beginnen einzeln durchgeführt und evaluiert.

Arbeitszeitrestriktion und Bedingungsmanagement: d = 2,24 (APSI) und 1,30 (APS)

In unseren Interventionsstudien zur Methodenkombination Arbeitszeitrestriktion und Bedingungsmanagement (N = 116) ergab sich eine signifikante

Reduktion der State-Prokrastination im APSI mit einer Effektstärke von d=2.24[4] und eine signifikante Reduktion der Trait-Prokrastination im APS mit einer Effektstärke von d=1.30 (Höcker et al., 2012).

Zudem verbesserte sich das täglich protokollierte Arbeitsverhalten. Sowohl die Angaben der Teilnehmer über ihre Zufriedenheit mit ihrer Konzentration und mit dem Ergebnis der Arbeitseinheit als auch die für das Modul Arbeitszeitrestriktion spezifische „Arbeitseffizienz" verbesserten sich signifikant (d=1.55) von 42% auf 85% in der letzten Woche der Intervention. Das täglich protokollierte Aufschieben verringerte sich ebenfalls signifikant mit einer Effektstärke von d=1.04.

Empfehlung Hauptmodule:
Arbeitszeitrestriktion und Bedingungsmanagement

Aufgrund unserer Forschungen zur Wirksamkeit der einzelnen Module empfehlen wir, wenn eben möglich, die Kombination der Methoden der Arbeitszeitrestriktion und des Bedingungsmanagements einzusetzen (Effektstärke von d=2.24 im Prä-post-Vergleich).

Zusatzmodule nach spezifischer Problemstellung: Realistisch Planen, Pünktlich Beginnen, Kognitive Methoden.

Erfahrungsgemäß profitieren Klienten, wenn die Behandlung nach der Arbeitszeitrestriktion und dem Bedingungsmanagement mit Kognitiven Methoden und je nach Bedarf mit den Schwerpunktmodulen Realistisch Planen und/oder Pünktlich Beginnen kombiniert wird (für nähere Hinweise zur differenziellen Indikation vgl. Kapitel 4.1.4).

Kombination Realistisch Planen und Pünktlich Beginnen: d = 1.45 (APSI), 0.95 (APS)

Sollten Kontraindikationen gegen die Arbeitszeitrestriktion bestehen, können jedoch ebenfalls gute Resultate mit einer Kombination der Methoden Realistisch Planen und Pünktlich Beginnen erzielt werden: In unseren Studien ergaben sich unter der Anwendung dieser Methoden-Kombination signifikante Verbesserungen der selbstberichteten State-Prokrastination im APSI mit einer Effektstärke von d=1.45 und eine signifikante Reduktion der selbstberichteten Trait-Prokrastination auf der APS mit einer Effektstärke von d=0.95.

4 Alle genannten Effektstärken wurden nach Maier-Riehle und Zwingmann (2000) mit der Formel $d=(M_{prä}-M_{post})/SD_{prä}$ berechnet. Mit der sonst auch häufig verwendeten Formel, die eine Division der Mittelwertsdifferenz durch die gepoolte Streuung vorsieht, werden heterogene gegenüber homogenen Veränderungen bestraft. Eine Aussage über die Größe des Effekts wäre damit nicht unabhängig von Homogenität oder Heterogenität der Veränderungen möglich.

Verbesserungen des täglich protokollierten Arbeitsverhaltens

Des Weiteren verbesserte sich das täglich protokollierte Arbeitsverhalten: Sowohl die täglichen Angaben zum Aufschieben und zur bewältigten Stoffmenge („Prozent geschafft") als auch zur Zufriedenheit der Klienten mit ihrer Konzentration, dem Ergebnis der Arbeitseinheit und der Pünktlichkeit des Arbeitsbeginns verbesserten sich von Woche 1 bis Woche 5 der Intervention signifikant.

Zufriedenheit der Klienten mit den Methoden und den erzielten Veränderungen

Die Zufriedenheit mit den angewandten Methoden und den erzielten Veränderungen des Arbeitsverhaltens war sehr hoch und wurde von den Klienten mit „Durchschnittsnoten" von 1.46 bis 1.59 auf einer 5-stufigen Skala (1 = extrem zufrieden bis 5 = überhaupt nicht zufrieden) beurteilt.

Überprüfung der Wirksamkeit im Vergleich mit anderen Behandlungsprogrammen

Ursprünglich war eine Vergleichsgruppe geplant, die lediglich täglich das Online-Arbeitstagebuch ausfüllen und wöchentlich Rückmeldung über ihre Fortschritte erhalten sollte. Die Teilnehmer, die die Selbstbeobachtung kontinuierlich durchführten, profitierten zwar (Jaensch, 2007), die Gruppe konnte jedoch nicht sinnvoll mit der Interventionsgruppe verglichen werden, weil zu viele Teilnehmer im Verlauf der Untersuchung ausschieden. Offensichtlich war das Angebot für die Teilnehmer dieser Vergleichsgruppe zu wenig motivierend und bindend.

Deshalb entwickelten wir im Sinne einer „Dismantling"-Strategie eine Vergleichsbedingung, die alle unspezifischen Wirkfaktoren der klassischen kognitiv-verhaltenstherapeutischen Intervention enthielt (gleicher Sitzungsumfang, zusätzliche Arbeit mit einem Ratgeber), in der jedoch unsere störungsspezifischen Methoden der bereits etablierten Interventionen nicht angewandt wurden. Obwohl es sich um eine extrem konservative Vergleichsintervention handelte, zeigte sich in einer Vergleichsstudie mit randomisierter Zuteilung der Klienten die klassische kognitiv-verhaltenstherapeutische Intervention (Methodenkombination Realistisch Planen und Pünktlich Beginnen) im direkten Vergleich als überlegen (vgl. Höcker, 2010; N = 182).

Stabilität der Effekte

Die Wirksamkeit beider Interventionen erwies sich in einer Nachuntersuchung nach 3 Monaten als stabil, und auch in der Nachuntersuchung zeigten sich für die kognitiv-verhaltenstherapeutische Intervention noch bessere Effekte. Auch für die Kombination aus Arbeitszeitrestriktion und Bedingungsmanagement zeigten sich 3 Monate nach der Intervention stabile Effekte auf der APS (Trait Prokrastination). In den State-Prokrastinationswerten im APSI ergab sich im Follow-up im Vergleich zum Ende der Intervention eine leichte Verschlechterung mit einer Effektstärke von d (post_follow-up) = −0.32, der Vergleich der Follow-up-Werte mit den Prä-Werten ergab jedoch trotz dieser leichten Verschlechterung insgesamt immer noch eine signifikante Verbesserung mit einer Effektstärke von d (prä_follow-up) = 1.29 im APSI.

Fazit: Die in diesem Band vorgestellten Methoden sind psychologisch und wissenschaftlich fundiert und positiv evaluiert mit sehr guten Effektstärken und können als zeitökonomische störungsspezifische Verfahren für die Behandlung von Prokrastination gelten. Besonders interessant für die weitere Evaluation wären sowohl die Überprüfung der Stabilität über einen längeren Zeitraum als 3 Monate (z. B. ein Jahr oder länger) als auch weitere Vergleiche der angewendeten Einzelmethoden mit anderen Einzelmethoden sowie Forschungen zur differenziellen Indikation und zu weiteren Kombinationen verschiedener Methoden.

4.10 Umgang mit Besonderheiten und schwierigen Therapie- oder Beratungssituationen

In Kapitel 4.1.2 finden sich Hinweise zur Beziehungsgestaltung, die bei vielen der unten genannten schwierigen Situationen hilfreich sind. In diesem Kapitel werden zusätzlich einige für Prokrastinationsbehandlungen typische Anforderungen und schwierige Situationen beschrieben und kurz einige Bewältigungsansätze skizziert.

Umgang mit Blockaden und „Stillstand“

Bei Blockaden die Gründe des Klienten erfragen und Methoden ggf. anpassen

Bei Blockaden und „Stillstand“ sollten zunächst die Gründe des Klienten erfragt werden, und es sollte ehrlich und wohlwollend geprüft werden, ob die vorgeschlagenen Methoden vielleicht wirklich nicht zu den Arbeits- oder Lebensbedingungen des Klienten passen. Sollte dies aus irgendeinem Grund nicht der Fall sein, dürfen andere Lösungen gefunden werden – ein Durchziehen ursprünglich geplanter Methoden ist hier nicht hilfreich. In diesem Fall sollte mit dem Klienten geprüft werden, wie realistisch das Vorhaben ist und ob es andere, realistischere Möglichkeiten gibt, die ebenfalls zum Ziel führen.

Funktionalität?

Bei anhaltenden Blockaden oder wiederholten Rückschritten sollte auch geprüft werden, ob eine Funktionalität der Prokrastination besteht, z. B. in dem Sinne, dass die Vorsätze des Klienten so streng sind, dass er die Prokrastination braucht, da sie seine einzige Möglichkeit darstellt, überhaupt zu Erholung oder Spaß zu kommen. In diesem Fall sollte zunächst besprochen werden, wie auch Erholung und arbeitsfreie Zeiten eingebaut werden können. Hier sollte auf die Notwendigkeit einer Balance von Arbeit und Freizeit hingewiesen werden (analog zum Bild des Muskeltrainings „Der Muskel braucht sowohl Training als auch Regeneration, um zu wachsen“).

Balance und empathische Konfrontation

Wenn Absprachen wiederholt nicht eingehalten werden, haben Therapeuten oft das Problem, dass sie sich scheuen, genauer darauf einzugehen. Hier kommt es auf eine gute Balance an: Therapeuten sollten versuchen sich in das System des Klienten einzufühlen und seine Schwierigkeiten vor diesem

Hintergrund zu verstehen Denn hier ist es hilfreich, wohlwollendes Verständnis dafür zu haben und zu zeigen, dass eine Verhaltensänderung nach so vielen Jahren schwierig ist und die mit dem Arbeiten anfänglich verbundenen negativen Gefühle schwer auszuhalten sind. Gleichzeitig können die vorliegenden Schwierigkeiten nur durch gemeinsame, ehrliche Besprechung des tatsächlichen Standes und klare empathische Konfrontation mit auftretenden Problemen auf Dauer gelöst werden. Dazu gehört auch, freundlich und klar anzusprechen, dass es ohne Verhaltensänderung nicht zu einer Verbesserung kommen kann. Ansätze zur therapeutischen Haltung speziell für diese Herausforderungen finden sich in Kapitel 4.1.2 Beziehungsgestaltung.

„Motivationsschleife" bei Blockaden

Bei anhaltenden Blockaden kann die ursprünglich bekundete Motivation des Klienten für eine Verhaltensänderung wieder aktiviert werden, indem etwa die positiven und negativen kurz- und langfristigen Konsequenzen der Prokrastination in einem Vierfelderschema rekapituliert werden (vgl. Höcker et al., 2021). Zudem sollte nochmal gemeinsam mit dem Klienten auf Verstärkerbedingungen, Kontingenzmanagement und Funktionalitäten geschaut werden und abgeleitet daraus entsprechende Modifikationen vorgenommen werden. Für weitere Strategien hierzu siehe auch Kapitel 4.1.2.

Soziale Kontrolle als Zwischenschritt

In hartnäckigen Fällen kann eine Blockade vorerst durch zwischenzeitliche Fremdkontrolle überwunden werden, die dann aber möglichst bald in Selbstkontrolle zu überführen ist. Eine Zeit lang kann mit dieser Form des Bedingungsmanagements experimentiert werden, dabei sollte der Therapeut allerdings dafür sorgen, dass der Klient z. B. nur für begrenzte Zeit eine Person aus seinem Umfeld dabei um Hilfe bittet – um dann verstärkt Interventionen zur Erhöhung der Selbstkontrolle durchzuführen.

Response Cost

Für manche Klienten ist die Anwendung des „Response-Cost-Prinzips" sehr eindrucksvoll und wirksam. Es handelt sich um eine Sonderform des Kontingenzmanagements mit Einsatz von negativen kurzfristigen Konsequenzen, also von Bestrafung durch Verstärkerentzug, wie es z. B. aus der Suchtbehandlung bekannt ist. Mit dem Klienten könnte z. B. eine „Strafzahlung" (natürlich nie an den Therapeuten) oder eine unangenehme Tätigkeit vereinbart werden, wenn er nicht täglich ein selbst bestimmtes Pensum (z. B. zwei Stunden Arbeiten, eine Seite schreiben, drei Folien erstellen etc.) erfüllt.

„Eveningness“

Bei manchen Klienten besteht ein hartnäckiges Problem darin, dass sie das Arbeiten immer wieder in den Abend verschieben. Um die Längskonkurrenz zu vermindern, kann das Arbeiten zu späteren Zeitpunkten „verunmöglicht“ werden, z. B. dadurch, dass Verabredungen auf den Abend gelegt werden oder durch die Nutzung der Arbeitszeitrestriktion (vgl. Kapitel 4.4).

Zudem kann es hilfreich sein, für geplante frühere Beginn-Zeitpunkte ein relativ „starkes“ Ritual zu verwenden, z. B. sich anrufen zu lassen, um die soziale Responsivität zu nutzen, einen Wecker zu stellen oder sich einer Arbeitsgruppe anzuschließen, mit der feste Termine vereinbart werden.

Self-handicapping: Prokrastination als Selbstwertschutz

Viele Betroffene verwenden Prokrastination als selbstwertschützende Strategie und als Versuch, negative Rückmeldung zu vermeiden. Personen mit hohen Ansprüchen, Versagensangst und/oder geringer Selbstwirksamkeitserwartung können zur Vermeidung von Situationen neigen, in denen sie diagnostisch ergiebige Informationen über ihre Fähigkeiten erhalten. Zu diesen Situationen gehören besonders bewertbare Leistungen, z. B. Präsentationen, Prüfungen oder wissenschaftliche Arbeiten. Die Gültigkeit solcher Informationen (Feedback, Noten, etc.) kann durch „self-handicapping“-Strategien (Prokrastination, am Abend vor der Prüfung viel Alkohol trinken, sich extrem schlecht vorbereiten etc.) verringert werden. Durch die kognitive Konstruktion „Wenn ich nur früher begonnen hätte, wäre ich viel besser gewesen“ ist an dieser Stelle kein Rückschluss auf die tatsächlichen Fähigkeiten möglich. Daher hat Prokrastination manchmal eine Funktionalität als selbstwertschützende Strategie, die angesprochen und zunächst kognitiv bearbeitet werden sollte, sofern sie relevant für die Aufrechterhaltung ist und die Verhaltensänderung blockiert. Bei starken mit der Arbeit verbundenen Ängsten kann ein graduierter Verhaltensaufbau (vergleichbar mit einer schrittweise aufgebauten „Konfrontation“ mit der Arbeit) erforderlich sein.

Perfektionismus

Perfektionistische Prokrastinierende neigen dazu, Dinge aufzuschieben, weil sie befürchten, Aufgaben nicht gut genug zu erfüllen. Dies ist besonders nachteilig bei der Vorbereitung von Präsentationen, Meetings, beim Schreiben wichtiger Aufsätze/Abschlussarbeiten etc. Prokrastinationsfördernde Kognitionen sind hier häufig:

- „Das Projekt ist wichtig – ich muss dafür in der richtigen Stimmung sein, um gut arbeiten zu können.“

- „Ich muss erst alles einmal gelesen haben, um einen Überblick zu haben, vorher kann ich gar nicht anfangen."
- „Ich kann nicht weiterschreiben, wenn ich den Text davor noch nicht perfekt ausgefeilt habe."

Es kann vorkommen, dass aufgrund von Perfektionismus fast fertige Projekte nicht abgeschlossen werden. Oft verstricken sich diese Klienten in Kleinigkeiten, wie z. B. stundenlang eine Definition eines bestimmten Fremdwortes zu recherchieren, um herauszufinden, wo es besonders gut definiert ist. Hier kann es hilfreich sein, einige Grundsätze zu erarbeiten:

- Man kann sich aktiv der passenden Stimmung annähern, zum Beispiel durch Anfangen mit dem kleinsten denkbaren Schritt.
- „Ich muss nicht immer alles perfekt durchdacht haben, bevor ich beginne, verbessern kann es immer noch" oder „Erst die Pflicht, dann die Kür – keine Energieverschwendung auf Nebenschauplätzen!".
- Bei der Erstellung schriftlicher Arbeiten hilft die Einteilung in Unterziele, die Hemmschwelle zu senken.

Schreibblockaden und komorbide Störungen

Vor besondere Herausforderungen sind Therapeuten gestellt, wenn Prokrastination und verbundene Arbeitsstörungen (s. a. Fydrich, 2009) über lange Jahre bestehen und zu weitreichenden existenziellen Beeinträchtigungen geführt haben. Akut belastende Situationen mit weitreichenden Folgen ergeben sich z. B. bei extremen Schreibblockaden im Verlauf von Abschlussarbeiten und beruflichen Projekten. Auf typische Schwierigkeiten und konkrete Behandlungsmöglichkeiten bei Schreibblockaden wie auch auf die Besonderheiten in der Therapie komorbider Störungen gehen wir im Manual Prokrastination (Höcker et al., 2017) genauer ein. Hier sollte die Prokrastinationsbehandlung immer mit den störungsspezifischen Interventionen abgestimmt werden. Beim Vorliegen depressiver Störungen sollte etwa selbstverständlich sein, zunächst durch Aktivitätenaufbau und Tagesstrukturierung eine Stimmungsstabilisierung anzustreben, bevor mit prokrastinationsspezifischen Interventionen begonnen wird.

Ermutigung zur Verwendung der vorgeschlagenen Methoden

Nicht nur Klienten mit Neigung zu „Negativismus", sondern auch solche mit langdauernden Misserfolgserfahrungen oder depressiven Verstimmungen haben oft Probleme, neue Schritte offen zu erwägen, Ideen anzunehmen und praktisch zu erproben. Stattdessen reagieren sie mit Zweifeln und großen Bedenken schon im Vorfeld. Hier gilt es, gezielt für den Vorrang der Erfahrung gegenüber der bloßen Erwartung zu werben.

Klienten sind oft leichter von der Erprobung der Methoden zu überzeugen, wenn sie diese als zeitlich begrenztes Experiment sehen können: Was sie in der Therapie tun, soll ja anders sein als das, was sie in der Zeit vorher gemacht haben. Die Klienten werden also aufgefordert, die angebotene Methode kennenzulernen, anzuwenden und ihren Wert „empirisch" zu prüfen. Gleichzeitig kann betont werden, dass sie nach der Therapie frei entscheiden können, wie sie die Erfahrungen weiter nutzen wollen und dass sie zu ihrer ursprünglichen Vorgehensweise zurückkehren können, wenn diese ihnen doch besser gefallen sollte.

5 Fallbeispiel Frau S. – Ziele und angewandte Methoden

Im Fallbeispiel von Frau S. (vgl. Seiten 4, 24f., 50) wurden die folgenden Ziele abgeleitet und folgende Methoden angewandt:

Ziele

Ziele der Intervention:

- Erarbeitung eines individuellen Modells auf der Basis des Kognitiv-verhaltenspsychologischen Modells für Prokrastination.
- Abbau von Prokrastination, Verbesserung von Selbststeuerungsfähigkeiten (v.a. Planung, Handlungsinitiierung) und Frustrationstoleranz, Aufbau regelmäßiger Arbeitsgewohnheiten.
- Auflösung der Arbeitsblockaden durch Modifikation der dysfunktionalen, arbeitsbezogenen Kognitionen und Emotionen (v.a. Schuldgefühle und Selbstabwertung).
- Aufbau von Selbstwirksamkeitserleben.
- Reduktion von Erschöpfung, Balance zwischen Arbeit und Erholung mit ungetrübtem Freizeiterleben.

Angewandte Methoden

Verbesserung der Selbststeuerungsfähigkeiten anhand eines Beispielprojekts (Arbeit am Marketingkonzept), Entwicklung eines Masterplans und Selbstbeobachtung sowie individuelle Zusammenstellung passender Methoden auf Basis der Verhaltens- und Bedingungsanalyse: Ausgewählte Bausteine waren Kognitive Methoden (Disputation und Verhaltensexperimente), Arbeitszeitrestriktion und Bedingungsmanagement (aufgrund der Bedingungsanalyse wurden einzelne Aspekte der Arbeitsplatzgestaltung und des Umgangs mit Störungen optimiert) in Kombination mit dem Modul Realistisch Planen.

Verlauf

Zunächst wurde in zwei Sitzungen das kognitive Rational eingeführt, und es wurden erste prokrastinationsfördernde Kognitionen bearbeitet. Hier waren v. a. die Kombination der Kognitionen (z. B. „Die Arbeit am Konzept ist wichtig, ich muss dafür in der richtigen Stimmung sein!", „Ich brauche dafür viel ungestörte Zeit am Stück!") mit übermäßiger Verantwortungsübernahme für andere (z. B. „Ich weiß eigentlich, dass meine Mitarbeiterin das selbst kann, aber wenn ich das mache, geht es schneller!") besonders prokrastinationsfördernd. Neben der Disputation erfolgten auch Verhaltensexperimente (Braucht sie wirklich „Zeit am Stück"? Muss sie wirklich in guter Stimmung sein? ...). Es folgte die Erarbeitung eines Masterplans für die zeitgerechte Fertigstellung des Konzepts sowie die Einführung der Arbeitszeitrestriktion: Die Arbeit am ausgewählten Beispielprojekt (Arbeit am Marketingkonzept) erfolgte ausschließlich in zwei zuvor festgelegten Zeitfenstern pro Arbeitstag, was dazu führte, dass die Arbeit am Konzept in seiner zeitlichen Begrenzung von Frau S. weniger aversiv wahrgenommen wurde. Die „erlaubten" Arbeitszeitfenster wurden durch die (wahrgenommene) Verknappung als kostbare Chancen/Gelegenheiten wahrgenommen, welche verstreichen würden, wenn sie in dieser Zeit nicht am Konzept arbeiten würde.

In Kombination mit der weiteren kognitiven Bearbeitung blockierender Kognitionen konnte die hilfreiche Kognition „Wenn ich mich dransetze, geht es mir besser!" erarbeitet werden. Auf Basis der Selbstbeobachtung wurde, wie im Kapitel 4.4 beschrieben, die Arbeitszeit an ihrem Projektkonzept auf Basis ihrer jeweils erreichten Arbeitseffizienz systematisch gesteigert. Ergänzt wurde die Methode durch Veränderungen des Arbeitsplatzes und des Umgangs mit Störungen (Zeitblöcke für Konzeptarbeit mit Kalendereintrag und Kommunikation an ihr Team, Tür für diese Zeit schließen, Sekretär bitten, nur dringliche Anrufe durchzustellen). Durch die Interventionen gelangen der Aufbau effektiver Arbeitszeit und die Veränderung der motivationalen Dynamik, Verbesserung der Selbststeuerungsfähigkeiten und Frustrationstoleranz und eine Veränderung prokrastinationsfördernder Kognitionen. Dies führte neben einer deutlichen emotionalen Entlastung (Konzept als bewältigbare Herausforderung statt als Bedrohung) zur Verringerung des Stresserlebens und einer Verbesserung des Selbstwirksamkeitserlebens.

6 Weiterführende Literatur

Fehm, L. & Fydrich, T. (2011). *Prüfungsangst*. Göttingen: Hogrefe.

Fydrich, T. (2009). Arbeitsstörungen und Prokrastination. *Psychotherapeut, 5,* 318–325. https://doi.org/10.1007/s00278-009-0696-0

Höcker, A., Engberding, M. & Rist, F. (2017). *Prokrastination: ein Manual zur Behandlung des pathologischen Aufschiebens* (2. Aufl.). Göttingen: Hogrefe. https://doi.org/10.1026/02842-000

Höcker, A., Engberding, M. & Rist, F. (2021). *Heute fange ich wirklich an! Prokrastination und Aufschieben überwinden – ein Ratgeber* (2. Aufl.). Göttingen: Hogrefe. https://doi.org/10.1026/03107-000

Lauth, G.W. & Minsel, W.R. (2009). *ADHS bei Erwachsenen: Diagnostik und Behandlung von Aufmerksamkeits-/Hyperaktivitätsstörungen*. Göttingen: Hogrefe.

7 Literatur

Achtziger, A. & Gollwitzer, P.M. (2010). Motivation und Volition im Handlungsverlauf. In J. Heckhausen & H. Heckhausen (Hrsg.), *Motivation und Handeln* (S. 309–335). Heidelberg: Springer.

Aitken, M. (1982). *A personality profile of the college student procrastinator*. Unpublished manuscript, University of Pittsburgh.

American Psychiatric Association. (2013). *Diagnostic and statistical manual of mental disorders* (5th ed.). Arlington, VA: American Psychiatric Publishing. https://doi.org/10.1176/appi.books.9780890425596

Bartling, G., Echelmeyer, L. & Engberding, M. (2016). *Problemanalyse im psychotherapeutischen Prozess. Leitfaden für die Praxis* (6. Aufl.). Stuttgart: Kohlhammer.

Beck, B.L., Koons, S.R. & Milgrim, D.L. (2000). Correlates and consequences of behavioral procrastination. The effects of academic procrastination, self-consciousness, self-esteem and self-handicapping. *Journal of social behavior and personality, 15,* 3–13.

Beutel, M.E., Klein, E.M., Aufenanger, S., Brähler, E., Dreier, M. et al. (2016). Procrastination, distress and life satisfaction across the age range – a German representative community study. *PloS one, 11*(2), e0148054. https://doi.org/10.1371/journal.pone.0148054

Blunt, A.K. & Pychyl, T.A. (2000). Task aversiveness and procrastination. A multi-dimensional approach to task aversiveness across stages of personal projects. *Personality and Individual Differences, 28,* 153–167.

Boice, R. (1989). Procrastination, busyness and bingeing. *Behaviour Research and Therapy, 27,* 605–611. https://doi.org/10.1016/0005-7967(89)90144-7

Chu, A.H. & Choi, J.N. (2005). Rethinking procrastination: Positive effects of "active" procrastination behavior on attitudes and performance. *The Journal of social psychology, 145,* 245–264. https://doi.org/10.3200/SOCP.145.3.245-264

Day, V., Mensink, D. & O'Sullivan, M. (2000). Patterns of academic procrastination. *Journal of College Reading and Learning, 30,* 120–134. https://doi.org/10.1080/10790195.2000.10850090

Díaz-Morales, J.F., Ferrari, J.R. & Cohen, J.R. (2008). Indecision and Avoidant Procrastination. The Role of Morningness—Eveningness and Time Perspective in Chronic Delay Lifestyles. *The Journal of General Psychology, 135,* 228–240. https://doi.org/10.3200/GENP.135.3.228-240

Eerde, W. van (2003). Procrastination at work and time management training. *The Journal of Psychology, 137*(5), 421–434. https://doi.org/10.1080/00223980309600625

Engberding, M., Höcker, A., Nieroba, S. & Rist, F. (2011). Arbeitszeitrestriktion als Methode der Behandlung von Prokrastination. *Verhaltenstherapie, 21,* 255–261. https://doi.org/10.1159/000333392

Engberding, M., Höcker, A. & Rist, F. (2017). Prokrastination. Ursachen, Auswirkungen, Behandlungsmodule. *Psychotherapeut, 62,* 417–421. https://doi.org/10.1007/s00278-017-0219-3

Essen, T. van, Heuvel, S. van den & Ossebaard, M. (2004). A Student Course on Self-Management for Procrastinators. In H.C. Schouwenburg, C.H. Lay, T.A. Pychyl & J.R. Ferrari (Eds.), *Counseling the procrastinator in academic settings* (pp. 59–73). Washington, DC: American Psychological Association. https://doi.org/10.1037/10808-005

Ferrari, J.R., Johnson, J.L. & McCown, W.G. (Eds.). (1995). *Procrastination and task avoidance. Theory, research, and treatment.* New York, NY: Plenum Press. https://doi.org/10.1007/978-1-4899-0227-6

Ferrari, J.R., O'Callaghan, J. & Newbegin, I. (2005). Prevalence of procrastination in the United States, United Kingdom, and Australia. Arousal and avoidance delays among adults. *North American Journal of Psychology, 7*(1).

Ferrari, J.R. & Tice, D.M. (2000). Procrastination as a self-handicap for men and women. A task-avoidance strategy in a laboratory setting. *Journal of research in personality, 34,* 73–83. https://doi.org/10.1006/jrpe.1999.2261

Fiegenbaum, W., Freitag, M. & Frank, B. (1992). Kognitive Vorbereitung auf Reizkonfrontationstherapien. In J. Margraf & J.C. Brengelmann (Hrsg.), *Die Therapeut-Patient-Beziehung in der Verhaltenstherapie. Themen der 22. Verhaltenstherapiewoche 1991* (S. 89–108). München: Röttger.

Flett, A.L., Haghbin, M. & Pychyl, T.A. (2016). Procrastination and depression from a cognitive perspective. An exploration of the associations among procrastinatory automatic thoughts, rumination, and mindfulness. *Journal of Rational-Emotive & Cognitive-Behavior Therapy, 34,* 169–186.

Fydrich, T. (2009). Arbeitsstörungen und Prokrastination. *Psychotherapeut, 54,* 318–325. https://doi.org/10.1007/s00278-009-0696-0

Gollwitzer, P.M. (1991). *Abwägen und planen. Bewußtseinslagen in verschiedenen Handlungsphasen.* Göttingen: Hogrefe.

Gollwitzer, P.M. (1999). Implementation intentions: Strong effects of simple plans. *American Psychologist, 54*(7), 493–503. https://doi.org/10.1037/0003-066X.54.7.493

Grawe, K. (1995). Grundriss einer allgemeinen Psychotherapie. *Psychotherapeut, 40,* 130–145.

Grunschel, C., Patrzek, J., Klingsieck, K.B. & Fries, S. (2018). "I'll stop procrastinating now!" Fostering specific processes of self-regulated learning to reduce academic procrastination. *Journal of Prevention & Intervention in the Community, 46,* 143–157.

Hammer, C.A. & Ferrari, J.R. (2002). Differential incidence of procrastination between blue and white-collar workers. *Current Psychology, 21,* 333–338. https://doi.org/10.1007/s12144-002-1022-y

Harriott, J. & Ferrari, J.R. (1996). Prevalence of procrastination among samples of adults. *Psychological reports, 78,* 611–616. https://doi.org/10.2466/pr0.1996.78.2.611

Heckhausen, H. & Gollwitzer, P.M. (1987). Thought contents and cognitive functioning in motivational versus volitional states of mind. *Motivation and emotion, 11,* 101–120. https://doi.org/10.1007/BF00992338

Helmke, A. & Schrader, F.-W. (2000). Procrastination im Studium – Erscheinungsformen und motivationale Bedingungen. In U. Schiefele & K.-P. Wild (Hrsg.), *Interesse und Lernmotivation. Untersuchungen zu Entwicklung, Förderung und Wirkung* (S. 207–225). Münster: Waxmann.

Höcker, A. (2010). *Effektive Behandlung von Prokrastination. Evaluation verschiedener Behandlungsmethoden* (Dissertation). Westfälische Wilhelms-Universität Münster.

Höcker, A., Engberding, M., Haferkamp, R. & Rist, F. (2012). Wirksamkeit von Arbeitszeitrestriktion in der Prokrastinationsbehandlung. *Verhaltenstherapie, 22,* 9–16. https://doi.org/10.1159/000334970

Höcker, A., Engberding, M. & Rist, F. (2013). *Prokrastination: Ein Manual zur Behandlung des pathologischen Aufschiebens.* Göttingen: Hogrefe.

Höcker, A., Engberding, M. & Rist, F. (2017). *Prokrastination: Ein Manual zur Behandlung des pathologischen Aufschiebens* (2. Aufl.). Göttingen: Hogrefe. https://doi.org/10.1026/02842-000

Höcker, A., Engberding, M. & Rist, F. (2021). *Heute fange ich wirklich an! Prokrastination und Aufschieben überwinden – ein Ratgeber* (2. Aufl.). Göttingen: Hogrefe. https://doi.org/10.1026/03107-000

Horebeek, W. van, Michielsen, S., Neyskens, A. & Depreeuw, E. (2004). A Cognitive-Behavioral Approach in Group Treatment of Procrastinators in an Academic Setting. In H.C. Schouwenburg, C.H. Lay, T.A. Pychyl & J.R. Ferrari (Eds.), *Counseling the procrastinator in academic settings* (pp. 105–118). Washington, DC: American Psychological Association. https://doi.org/10.1037/10808-008

Jaensch, B. (2007). *Die Wirksamkeit des Self-Monitorings im Vergleich mit zwei Trainingsmodulen bei akademischer Prokrastination* (Unveröffentlichte Diplomarbeit). Westfälische Wilhelms-Universität Münster.

Klingsieck, K.B. & Fries, S. (2012). Allgemeine Prokrastination. *Entwicklung und Validierung einer deutschsprachigen Kurzskala der General Procrastination Scale (Lay,* 1986). *Diagnostica, 58,* 182–193. https://doi.org/10.1026/0012-1924/a000060

Kuhl, J. & Beckmann, J. (Eds.). (1994). *Volition and personality. Action versus state orientation.* Göttingen: Hogrefe.

Lay, C.H. (1986). At last, my research article on procrastination. *Journal of research in personality, 20,* 474–495. https://doi.org/10.1016/0092-6566(86)90127-3

Maier-Riehle, B. & Zwingmann, C. (2000). Effektstärkevarianten beim Eingruppen-Prä-Post-Design: Eine kritische Betrachtung. *Die Rehabilitation, 39,* 189–199. https://doi.org/10.1055/s-2000-12042

Mittone, L. & Savadori, L. (2009). The Scarcity Bias. *Applied Psychology, 58,* 453–468. https://doi.org/10.1111/j.1464-0597.2009.00401.x

Müller, T. & Paterok, B. (2010). *Schlaftraining. Ein Therapiemanual zur Behandlung von Schlafstörungen.* Göttingen: Hogrefe.

Oettingen, G. (2015). *Die Psychologie des Gelingens.* München: Pattloch.

Opitz, I. (2004). *Arbeitsstörungen bei Studierenden. Aufschieben, Versagens- und Bewertungsangst* (Unveröffentlichte Diplomarbeit). Westfälische Wilhelms-Universität Münster.

Pychyl, T. A. & Binder, K. (2004). A project-analytic perspective on academic procrastination and intervention. In H. C. Schouwenburg, C. H. Lay, T. A. Pychyl & J. R. Ferrari (Eds.), *Counseling the procrastinator in academic settings* (pp. 91–105). Washington, DC: American Psychological Association. https://doi.org/10.1037/10808-011

Rist, F., Engberding, M., Höcker, A., Frings, E. & Wolf, J. (in Vorb.). Diagnostic criteria for pathological procrastination. *A Latent Class Analysis.*

Rist, F., Engberding, M., Höcker, A., Haferkamp, J. E. & Buhlmann, U. (2019, July). *Towards diagnostic criteria for pathological procrastination. A Latent Class Analysis.* Poster presented at the 11th Biennial Procrastination Research Conference, Sheffield, UK.

Rist, F., Pedersen, A., Höcker, A. & Engberding, M. (2011). Pathologisches Aufschieben und die Aufmerksamkeitsdefizit-/Hyperaktivitätsstörung. *Psychotherapie im Dialog, 12,* 217–220. https://doi.org/10.1055/s-0031-1276879

Rozental, A., Bennett, S., Forsström, D., Ebert, D. D., Shafran, R. et al. (2018). Targeting procrastination using psychological treatments: A systematic review and meta-analysis. *Frontiers in Psychology, 9,* 1588. https://doi.org/10.3389/fpsyg.2018.01588

Rozental, A., Forsell, E., Svensson, A., Andersson, G. & Carlbring, P. (2017). Overcoming procrastination. One-year follow-up and predictors of change in a randomized controlled trial of Internet-based cognitive behavior therapy. *Cognitive behaviour therapy, 46,* 177–195.

Rozental, A., Forsell, E., Svensson, A., Forsström, D., Andersson, G. & Carlbring, P. (2015). Differentiating procrastinators from each other: A cluster analysis. *Cognitive behaviour therapy, 44,* 480–490. https://doi.org/10.1080/16506073.2015.1059353

Rozental, A., Forsström, D., Lindner, P., Nilsson, S., Mårtensson, L. et al. (2018). Treating procrastination using cognitive behavior therapy. A pragmatic randomized controlled trial comparing treatment delivered via the internet or in groups. *Behavior Therapy, 49,* 180–197.

Schouwenburg, H. C. (1995). Academic procrastination: Theoretical notions, measurement and research. In J. R. Ferrari, J. L. Johnson & W. G. McCown (Eds.), *Procrastination and task avoidance. Theory, research, and treatment* (pp. 71–96). New York, NY: Plenum Press.

Schouwenburg, H. C., Lay, C. H., Pychyl, T. A. & Ferrari, J. R. (Eds.). (2004). *Counseling the procrastinator in academic settings.* Washington, DC: American Psychological Association. https://doi.org/10.1037/10808-000

Steel, P. (2007). The nature of procrastination. A meta-analytic and theoretical review of quintessential self-regulatory failure. *Psychological bulletin, 133,* 65–94. https://doi.org/10.1037/0033-2909.133.1.65

Steel, P. (2010). Arousal, avoidant and decisional procrastinators. Do they exist? *Personality and Individual Differences, 48,* 926–934. https://doi.org/10.1016/j.paid.2010.02.025

Steel, P. & Klingsieck, K. B. (2016). Academic procrastination. Psychological antecedents revisited. *Australian Psychologist, 51,* 36–46. https://doi.org/10.1111/ap.12173

Tice, D. M. & Baumeister, R. F. (1997). Longitudinal study of procrastination, performance, stress, and health. The costs and benefits of dawdling. *Psychological science, 8,* 454–458. https://doi.org/10.1111/j.1467-9280.1997.tb00460.x

Wesley, J. C. (1994). Effects of ability, high school achievement, and procrastinatory behavior on college performance. *Educational and Psychological Measurement, 54,* 404–408. https://doi.org/10.1177/0013164494054002014

Wessel, J., Bradley, G. L. & Hood, M. (2019). Comparing effects of active and passive procrastination: A field study of behavioral delay. *Personality and Individual Differences, 139,* 152–157. https://doi.org/10.1016/j.paid.2018.11.020

West, S. G. (1975). Increasing the attractiveness of college cafeteria food. A reactance theory perspective. *Journal of Applied Psychology, 60,* 656–658. https://doi.org/10.1037/h0077033

Wilken, B. (2018). *Kognitive Umstrukturierung. Ein Leitfaden für die psychotherapeutische Praxis* (8. Aufl.). Stuttgart: Kohlhammer.

8 Kompetenzziele und Lernkontrollfragen

Kompetenzziele

Folgendes Wissen und folgende Kompetenzen sollen durch die Lektüre dieses Buches erworben werden:

1. Definition und Forschungskriterien für Prokrastination benennen können.
2. Diagnostische Einordnung von Prokrastination kennen.
3. Unterschied zwischen Prokrastination und Aufschieben benennen können.
4. Häufigkeit von Prokrastination benennen können.
5. Diagnostik und Differenzialdiagnostik bei Prokrastination kennen und durchführen können.
6. Störungsmodell zur Entstehung und Aufrechterhaltung kennen und erarbeiten können.
7. Methoden zum Abbau von Prokrastination kennen.
8. Die Methoden zum Abbau von Prokrastination erklären und anwenden können.
9. Typische Herausforderungen bei der Behandlung von Prokrastination kennen und die Beziehungsgestaltung daran anpassen können.

Lernkontrollfragen

1. Was ist ein Kernmerkmal von Prokrastination?
   a) Wichtige Aufgaben werden aufgeschoben, weil dafür die Zeit fehlt.
   b) Fristen werden nie eingehalten.
   c) Aufschieben beeinträchtigt stark die Erreichung wichtiger persönlicher und/oder beruflicher Ziele.
   d) Während des Aufschiebens fühlen sich die Betroffenen immer gut.

2. Ist Prokrastination eine Diagnose nach ICD oder DSM?
   a) Nach ICD ja, jedoch nicht nach DSM.
   b) Nach DSM ja, jedoch nicht nach ICD.
   c) Nein, es gibt aber Fälle, in denen Prokrastination zu klinisch relevantem Leiden und zu Beeinträchtigung führt.
   d) Ja

3. Ist Aufschieben und Prokrastination dasselbe?
   a) Ja, Prokrastination und Aufschieben ist dasselbe.
   b) Jeder der aufschiebt, leidet unter Prokrastination.

c) Aufschieben ist immer problematisch.
d) Sporadisches Aufschieben ist unproblematisch.

4. Wie häufig ist Prokrastination?
   a) 50 % bezeichnen sich als „chronic procrastinators“.
   b) 30 % aller Menschen schieben nie auf.
   c) 3 bis 4,6 % erfüllen die diagnostischen Forschungskriterien für Prokrastination (DKP).
   d) 7 bis 14 % erfüllen die diagnostischen Forschungskriterien für Prokrastination (DKP).

5. Was ist bezüglich der Differenzialdiagnostik bei Prokrastination zu beachten?
   a) Prokrastination und Depression schließen sich aus.
   b) Depression führt zu Prokrastination, nie umgekehrt.
   c) Prokrastination und ADHS schließen sich aus.
   d) Prokrastination kann eine eigenständige Symptomatik, jedoch auch Teil/Symptom einer ADHS sein.

6. Wie erklärt sich die Aufrechterhaltung von Prokrastination?
   a) Gar nicht, man kann es letztlich nicht erklären.
   b) Prokrastination wird durch die langfristigen positiven Konsequenzen aufrechterhalten.
   c) Prokrastination wird durch negative und positive kurzfristige Verstärkung aufrechterhalten, die langfristigen Konsequenzen sind negativ.
   d) Prokrastination ist immer ein Problem mangelnder Motivation.

7. Was ist *keine* Methode zum Abbau von Prokrastination?
   a) Fähigkeit zur realistischen Planung verbessern.
   b) Umgang mit Störungen verbessern.
   c) Arbeitszeitrestriktion.
   d) Falls der Klient sehr unter Druck ist: das Projekt mit ihm gemeinsam fertig machen.

8. Welche Aussage in Bezug auf die Arbeitszeitrestriktion trifft *nicht* zu?
   a) Mittel = Verknappung, Ziel = Aufbau von Arbeitszeit.
   b) Die Verknappung erzeugt psychologische Reaktanz und führt über die Umkehr der motivationalen Dynamik zum Abbau von Prokrastination.
   c) Arbeitszeitrestriktion ist kontraproduktiv bei Prokrastination – der Klient kommt schließlich, um mehr zu arbeiten und nicht weniger.
   d) Arbeitszeitrestriktion ist eine wirksame Methode, um Prokrastination abzubauen.

9. Worauf sollten Therapeuten bei der Interaktion besonders achten?
   a) Der Therapeut übernimmt die Verantwortung für den Erfolg des Projekts des Klienten.
   b) Empathie und freundliche Klarheit.

c) Manchmal muss man halt den „Hund zum Jagen tragen".
d) Ignorieren, wenn der Klienten seine Hausaufgaben nicht umsetzt.

Beantworten Sie die hier abgedruckten Lernkontrollfragen und sammeln Sie einfach und bequem Fortbildungspunkte der Kategorie D für Fachkräfte im Bereich Psychotherapie und Medizin. Mehr Informationen finden Sie unter ce.hogrefe.com

9 Anhang

Fragebogen zu den diagnostischen Forschungskriterien für Prokrastination (DKP-FB)[5] **1/2**

Name: ______________________ Datum: ______________________

Nachfolgend finden Sie verschiedene Fragen zum Aufschieben von wichtigen Tätigkeiten und zu den Auswirkungen des Aufschiebens. Bitte lesen Sie diese aufmerksam durch und entscheiden Sie bei jeder Frage, welche der Antwortmöglichkeiten auf Sie zutrifft.

Alle Fragen beziehen sich auf den Zeitraum der **letzten sechs Monate.**

A Haben Sie sehr wichtige Tätigkeiten über den passenden Zeitpunkt hinaus aufgeschoben, obwohl Zeit dafür zur Verfügung stand? (z. B. Vorbereitung auf eine Prüfung)

- ☐ überhaupt nicht
- ☐ an einzelnen Tagen
- ☐ an mehr als der Hälfte der Tage
- ☐ beinahe an jedem Tag

B In welchem Ausmaß hat das Aufschieben das Erreichen Ihrer persönlichen Ziele beeinträchtigt?

- ☐ gar nicht
- ☐ wenig
- ☐ mittel
- ☐ stark
- ☐ sehr stark

C1 Denken Sie an solche wichtigen aufgeschobenen Aufgaben: Wie viel der dafür zur Verfügung stehenden Zeit haben Sie mit Aufschieben verbracht?

- ☐ keine Zeit mit Aufschieben verbracht
- ☐ bis zu 25 % mit Aufschieben verbracht
- ☐ bis zu 50 % mit Aufschieben verbracht
- ☐ bis zu 75 % mit Aufschieben verbracht
- ☐ mehr als 75 % mit Aufschieben verbracht

C2 Haben Sie andere, weniger wichtige Tätigkeiten vorgezogen, obwohl Sie eigentlich mit der wichtigen Tätigkeit beginnen wollten?

- ☐ überhaupt nicht
- ☐ an einzelnen Tagen
- ☐ an mehr als der Hälfte der Tage
- ☐ beinahe an jedem Tag

5 © Engberding, Höcker und Rist, Münster

Fragebogen zu den diagnostischen Forschungskriterien für Prokrastination (DKP-FB) 2/2

C3 Haben die aufgeschobenen Aufgaben Abneigung und Widerwillen bei Ihnen ausgelöst?

- ☐ nie
- ☐ an einzelnen Tagen
- ☐ an mehr als der Hälfte der Tage
- ☐ beinahe an jedem Tag

C4 Denken Sie an wichtige Vorhaben, die Sie im letzten halben Jahr abschließen wollten. Wie viele dieser Vorhaben haben Sie aufgrund des Aufschiebens nur unter großem Zeitdruck oder gar nicht fertig gestellt?

- ☐ keines unter Zeitdruck (oder gar nicht)
- ☐ bis zu 25 % unter Zeitdruck (oder gar nicht)
- ☐ bis zu 50 % unter Zeitdruck (oder gar nicht)
- ☐ bis zu 75 % unter Zeitdruck (oder gar nicht)
- ☐ mehr als 75 % unter Zeitdruck (oder gar nicht)

C5 Gehen Sie von einem Leistungspotenzial von 100 % aus: Um wie viel Prozent sind Sie *aufgrund des Aufschiebens* unter ihrem Leistungspotenzial geblieben?

- ☐ keine Einbußen
- ☐ bis zu 25 % Einbußen
- ☐ bis zu 50 % Einbußen
- ☐ bis zu 75 % Einbußen
- ☐ mehr als 75 % Einbußen

C6 Hat das Aufschieben bei Ihnen zu folgenden körperlichen Beschwerden geführt?

Zutreffendes bitte ankreuzen (Mehrfachnennungen möglich):

- ☐ Muskelverspannung
- ☐ Schlafstörungen
- ☐ Herz- bzw. Kreislaufprobleme
- ☐ Magen- bzw. Verdauungsprobleme

Hat das Aufschieben bei Ihnen zu folgenden psychischen Beschwerden geführt?

Zutreffendes bitte ankreuzen (Mehrfachnennungen möglich):

- ☐ Innere Unruhe
- ☐ Druckgefühl
- ☐ Gefühl der Hilflosigkeit
- ☐ Innere Anspannung
- ☐ Angst

Allgemeiner Prokrastinationsfragebogen (APROF)[6] 1/2

Name: ______________________ Datum: ______________________

Die folgenden Fragen beziehen sich auf Schwierigkeiten beim Ausführen persönlich wichtiger Pläne, Aufgaben und Tätigkeiten in der Ausbildung, im Beruf oder im Privatleben. Beantworten Sie jede Frage. Kreuzen Sie die Antwortmöglichkeit an, die allgemein auf Sie zutrifft. Beziehen Sie Ihre Aussage dabei bitte auf das **letzte halbe Jahr.**

	nie	**fast nie**	**selten**	**manchmal**	**häufig**	**fast immer**	**immer**
1. Ich schiebe den Beginn von wichtigen Arbeiten bis zum letzten Moment hinaus.	1	2	3	4	5	6	7
2. Bevor ich mit einer wichtigen Aufgabe beginne, erledige ich lieber erst eine weniger wichtige Sache.	1	2	3	4	5	6	7
3. Die Arbeit an wichtigen Aufgaben ist für mich unangenehm.	1	2	3	4	5	6	7
4. Ich schiebe die Erledigung bestimmter wichtiger Tätigkeiten vor mir her.	1	2	3	4	5	6	7
5. Sobald ich mit einer wichtigen Aufgabe beginnen will, erscheinen mir andere Tätigkeiten attraktiver.	1	2	3	4	5	6	7
6. Ich fühle mich unwohl, wenn ich mit wichtigen Tätigkeiten anfangen sollte.	1	2	3	4	5	6	7
7. Auch wenn ich mir vornehme, mit einer wichtigen Arbeit anzufangen, gelingt es mir nicht.	1	2	3	4	5	6	7
8. Wenn ich mit einer wichtigen Aufgabe anfangen will, fallen mir andere Tätigkeiten ein.	1	2	3	4	5	6	7
9. Ich denke nicht gerne an das Erledigen meiner wichtigen Aufgaben.	1	2	3	4	5	6	7

6 © Rist, Höcker und Engberding, Münster

Allgemeiner Prokrastinationsfragebogen (APROF) 2/2	nie	fast nie	selten	manchmal	häufig	fast immer	immer
10. Ich warte mit dem Beginn einer wichtigen Arbeit so lange, dass es mir schwer fällt, sie noch rechtzeitig zu beenden.	1	2	3	4	5	6	7
11. Wenn ich mit einer wichtigen Tätigkeit beginnen will, scheinen mir andere Tätigkeiten dringlicher.	1	2	3	4	5	6	7
12. Ich bin bedrückt, wenn ich mit wichtigen Aufgaben anfangen will.	1	2	3	4	5	6	7
13. Beim Bearbeiten einer wichtigen Aufgabe merke ich, dass ich sie schon viel früher hätte erledigen können.	1	2	3	4	5	6	7
14. Um nicht mit einer wichtigen Arbeit anfangen zu müssen, erledige ich sogar Dinge, die mir sonst lästig wären.	1	2	3	4	5	6	7
15. Ich versuche, nicht an meine wichtigen Aufgaben zu denken.	1	2	3	4	5	6	7
16. Ich fange mit einer wichtigen Aufgabe erst an, wenn ich unter Druck gerate.	1	2	3	4	5	6	7
17. Ich muss mein Unbehagen überwinden, um mit wichtigen Aufgaben anzufangen.	1	2	3	4	5	6	7
18. Ich schaffe es erst „auf den letzten Drücker", meine wichtigen Aufgaben zu erledigen.	1	2	3	4	5	6	7

Auswertung DKP-FB und APROF 1/2

Auswertung DKP-FB

Nach den von uns vorgeschlagenen diagnostischen Forschungskriterien für Prokrastination (DKP) liegt klinisch relevante Prokrastination vor, wenn die *Kriterien A und B und mindestens drei Unterkriterien von C 1 bis C 6* erfüllt sind.

Erfüllt sind die Kriterien A, B und die Unterkriterien C 1 bis C 5 immer dann, wenn *eine der letzten beiden Antwortmöglichkeiten* angekreuzt wurde. Kriterium C 6 gilt als erfüllt, wenn insgesamt mindestens fünf Beschwerden angekreuzt wurden.

Hinweis: Ausschlusskriterium D – Klinisches Urteil durch den Therapeuten „wird nicht besser durch eine andere Achse-I- oder Achse-II-Störung erklärt".

Auswertung APROF

Zugehörigkeit der Items zu den Skalen:
1. Prokrastination (7 Items): 1, 4. 7, 10, 13, 16, 18
2. Aufgabenaversivität (6 Items): 3, 6, 9, 12, 15, 17
3. Alternativenpräferenz (5 Items): 2, 5, 8, 11, 14

Mittelwert des Klienten berechnen:
Je Skala: Summe Itemwerte geteilt durch Itemzahl

Perzentile, Mittelwert und Streuung
Die Referenzdaten stammen aus einer annähernd bevölkerungsrepräsentativen Stichprobe (N = 1.554; vgl. Höcker et al., 2017).

Perzentile	1. Prokrastination	2. Aufgabenaversivität	3. Alternativenpräferenz
10	2.00	2.00	1.83
20	2.57	2.80	2.33
30	3.14	3.20	2.67
40	3.57	3.60	3.17
50	3.86	4.00	3.67
60	4.29	4.20	4.00
70	4.57	4.60	4.33
80	5.00	5.00	4.83
90	5.57	5.55	5.50
100	7.00	7.00	7.00
M	*3.84*	*3.87*	*3.61*
SD	*1.36*	*1.29*	*1.36*

Merkblatt: Arbeitszeitrestriktion

Das Prinzip Arbeitszeitrestriktion

- Die Arbeitszeiten werden jeden Tag durch *zwei Arbeitszeitfenster* festgelegt (mind. 20 Minuten dazwischen).
- Außerhalb dieser Arbeitsfenster darf auf keinen Fall gearbeitet werden.
- Die Arbeitsfenster definieren sich durch *Dauer und konkrete Uhrzeiten* (z.B. von 10 bis 12 Uhr).

Die Arbeitszeitfenster

- In der ersten Woche, in der Sie mit der Arbeitszeitrestriktion arbeiten, richtet sich die erlaubte Dauer Ihrer Arbeitsfenster nach Ihrer durchschnittlichen Arbeitszeit pro Arbeitstag in der vergangenen Woche.
- Berechnung der erlaubten Arbeitszeit in Woche 1:

$$\text{Tägliche erlaubte Arbeitszeit in Woche 1} = \frac{\text{Summe der Arbeitszeit am Beispielprojekt in der Selbstbeobachtungswoche in Minuten}}{\text{Anzahl der Arbeitstage in der Selbstbeobachtungswoche}}$$

→ Teilen Sie diese erlaubte tägliche Arbeitszeit auf 2 Zeitfenster auf.

- Wenn in der vergangenen Woche gar nicht gearbeitet oder protokolliert wurde, betragen die Arbeitsfenster zu Beginn je 20 Minuten.
- Arbeiten außerhalb der Arbeitszeitfenster ist in dieser Methode verboten! Arbeiten Sie nie über die Arbeitsfenster hinaus. Arbeitszeit, die über die Arbeitszeitfenster hinausgeht, wird bei der Berechnung der Arbeitseffizienz entsprechend natürlich nicht berücksichtigt.

Berechnung der Arbeitseffizienz

- Mehr arbeiten dürfen Sie nur dann, wenn Sie sich weitere Arbeitszeit verdienen: Die Dauer der Arbeitszeitfenster wird laufend angepasst und richtet sich ab der zweiten Sitzung nach Ihrer Arbeitseffizienz.
- Berechnung der Arbeitseffizienz:

$$\text{Arbeitseffizienz} = \frac{\text{tatsächliche Arbeitszeit innerhalb der Arbeitszeitfenster in Minuten} \times 100}{\text{Dauer der geplanten Arbeitszeitfenster in Minuten}}$$

- Berechnen Sie diese Arbeitseffizienz für jeden Arbeitstag der vergangenen Woche jeweils abends, um sich zu motivieren, und bilden Sie gemeinsam in der Sitzung jeweils die durchschnittliche Arbeitseffizienz für die gesamte Woche:

$$\text{Durchschnittliche Arbeitseffizienz der Woche} = \frac{\text{Summe der täglichen Arbeitseffizienzen der vergangenen Woche}}{\text{Anzahl der Arbeitstage in der vergangenen Woche}}$$

Bei guter Arbeitseffizienz (d.h. möglichst exakte Einhaltung der Planung) ist eine regelmäßige Erhöhung der Arbeitszeit möglich.

Wie und wann werden die Arbeitszeitfenster verändert?

Es gibt zwei Möglichkeiten zur Erweiterung der Arbeitszeitfenster:

1. *Erweiterung der Arbeitszeitfenster in den wöchentlichen Sitzungen:*
   51 % bis 75 % Arbeitseffizienz → Erhöhung um 25 % möglich
   76 % bis 100 % Arbeitseffizienz → Erhöhung um 50 % möglich
2. *Erweiterung der Arbeitszeitfenster von einem Tag auf den nächsten:*
   Bei 100 % Arbeitseffizienz → Erhöhung um 20 Minuten pro Tag möglich

→ Ob Sie Ihre Arbeitszeit tatsächlich erhöhen, entscheiden Sie jeweils selbst. Eine Reduktion der Arbeitszeitfenster ist ebenfalls möglich, allerdings nur nach Absprache in den Sitzungen.

Ein Rechenbeispiel

Geplante Arbeitszeit: 9 bis 10 Uhr und 11 bis 12 Uhr
Tatsächliche Arbeitszeit: 9:30 bis 10 Uhr und 11 bis 12 Uhr
→ 30 Minuten aufgeschoben

Arbeitseffizienz:

$$\text{Arbeitseffizienz} = \frac{\text{90 Minuten (tatsächliche Arbeitszeit innerhalb der Arbeitszeitfenster in Minuten)} \times 100}{\text{120 Minuten (Dauer der geplanten Arbeitszeitfenster in Minuten)}} = 75\,\%$$

- Haben Sie z.B. eine Arbeitseffizienz von 75 % als Durchschnitt für die gesamte Woche erreicht (hier wird ein Durchschnittswert gebildet) wäre in der Sitzung eine Erhöhung der Dauer Ihrer Arbeitszeitfenster um 25 % der bisherigen Zeit für die folgende Woche möglich.

Merkblatt: Arbeitszeitrestriktion **3/3**

- Damit Sie die Planung auch einhalten können, ist es wichtig, vorausschauend zu planen. Deswegen sollen Sie Wochenpläne erstellen, in denen Freizeit und Arbeitszeit auf Ihre individuellen Möglichkeiten und Bedürfnisse abgestimmt werden.
- Dabei sollen jede Woche mindestens ein, besser zwei arbeitsfreie Tage eingeplant werden.

Berücksichtigung der Tageszeit

- Maximum der Leistungsfähigkeit zwischen 9 und 11 Uhr.
- Erster Tiefpunkt zwischen 14 und 15 Uhr.
- Zweites Hoch um 17 Uhr.
- Nach 21 Uhr gibt es einen kontinuierlichen Rückgang.

Pausen

- Achten Sie auf Ihre Pausen, denn Sie arbeiten mit Pausen konzentrierter und effektiver.
- Geplante Pausen zählen zur Arbeitszeit!
- Beispiel für empfohlene Pausenzeiten:

Pausentyp	Dauer	Abstand
Minipause	5 Minuten	Nach 45 bis 60 Minuten
Kaffeepause	15 Minuten	Nach 2 Stunden
Erholungspause	Mindestens 60 Minuten	Nach 4 Stunden

Ziele der Methode

→ Arbeitszeit verknappen = kostbar machen.
→ Zeitliche Beschränkung der Arbeitsgelegenheit:
  - Führt bei konsequenter Nutzung zum systematischen Aufbau effektiv genutzter Arbeitszeit.
  - Reduziert die Gelegenheiten zum Aufschieben drastisch.
  - Stellt die Trennung zwischen Arbeitszeit und Freizeit wieder her.
  - Hilft realistische Ziele zu setzen, um Frust zu vermeiden.
  - Verändert Perspektive von „ich muss arbeiten" zu „ich darf arbeiten".
  - Hilft dabei, regelmäßige und günstige Arbeitsgewohnheiten zu entwickeln.

Damit die Methode funktionieren kann, achten Sie darauf, dass Sie auf keinen Fall über die geplante Zeit hinaus arbeiten!

Realistische Planung und Bewertung 1/2

Datum: ______________________ Nr.: ______________________

Planung der Arbeitseinheit (vor Beginn eintragen bzw. lesen)

Geplante Dauer: ________ Minuten, von ________ Uhr bis ________ Uhr

Welches Teilziel will ich in dieser Arbeitseinheit verfolgen?

____

____

An welchen Ergebnissen werde ich erkennen, dass ich das Teilziel erreicht habe?

____

____

Wie werde ich vorgehen? Einzelschritte, Reihenfolge, Hilfsmittel?

____

____

____

____

Wie viele Pausen will ich machen und wie lange?

____

Worauf will ich bei meinem Arbeitsverhalten besonders achten?

____

____

____

____

Wenn es mir schwerfällt anzufangen oder durchzuhalten: Wie werde ich mich motivieren? Worin besteht der erste, allerkleinste denkbare Schritt?

____

____

____

____

Realistische Planung und Bewertung 2/2

Bewertung der Arbeitseinheit (vor Beendigung eintragen!)

Tatsächliche Dauer: ________ Minuten, von ________ Uhr bis ________ Uhr

Habe ich das geplante Ziel verfolgt? Wenn nein, welches dann? Bewertung (Sinnvoll? Realistisch?)

____

____

____

Was habe ich konkret erreicht? Vergleich mit der Erwartung?

____

____

____

Wie bin ich vorgegangen: Planbefolgung und Effizienz (+/0/–)? Zielerreichung (%)?

____

____

____

Ist es mir gelungen, auf den ausgewählten Aspekt zu achten? Auswirkungen? Ergebnisse?

____

____

____

Gelingen der Selbstmotivierung? Zusätzliche Beobachtungen? Schlussfolgerungen für die nächste Arbeitseinheit?

____

____

____

Am besten jetzt vor Beenden dieser Einheit nächste Einheit planen!

Schritte zum pünktlichen Beginnen

1. Bilden Sie einen Gelegenheitsvorsatz!

Wann beginne ich?____________________

Wo werde ich arbeiten?____________________

Was ist mein erster Arbeitsschritt?____________________

2. Erinnern Sie sich mit einem Signal daran, pünktlich zu beginnen!

Mein Signal:____________________

3. Führen Sie ein Ritual ein, um sich auf die Arbeit einzustimmen!

Mein Ritual:

4. Motivieren Sie sich!

Mein motivierender Leitsatz:

Arbeitsfragen zur individuellen Prokrastinationsanalyse

Was/welche Aufgabe schiebe ich ...

____

____

____

wie/mit welchen Ersatztätigkeiten ...

____

____

____

mit welchen Rechtfertigungen und Ausreden (inneren und äußeren) ...

____

____

____

mit welchen Gefühlen und Empfindungen ...

____

____

____

wie lange ...

____

____

____

mit welchen positiven und negativen Konsequenzen ...

____

____

____

... vor mir her?